中国药酒丛书

美容养颜妇儿用药酒

（第2版）

主编　罗兴洪　赵　霞

中国医药科技出版社

内容提要

本书根据中医药理论，收集了古今有关祛斑灭痕、生发、乌须黑发、养颜嫩肤和治疗失眠健忘、痛经、月经不调、乳房疾病、妊娠疾病、产后疾病、儿科疾病、醒酒等有关养颜美容的药酒经方、验方、名方、秘方。每个酒方按【处方】【制法】【功能主治】【用法用量】【处方来源】为序排列，特殊情况还附有【附记】，各处方剂量均换算成现代重量和容量单位，配制方法一般按家庭配制法介绍，以利广大读者制作用以美容养颜、防病治病、保健强身，同时也可适用于医疗、科研和药酒生产者作参考。

图书在版编目（CIP）数据

美容养颜妇儿用药酒 / 罗兴洪，赵霞主编 . — 2 版 . — 北京：中国医药科技出版社，2018.1

（中国药酒丛书）

ISBN 978-7-5067-9928-7

Ⅰ . ①美…　Ⅱ . ①罗… ②赵…　Ⅲ . ①美容 – 药酒 – 配制 ②妇科病 – 药酒 – 配制　Ⅳ . ① R289.5

中国版本图书馆 CIP 数据核字（2018）第 013207 号

美术编辑　陈君杞
版式设计　锋尚设计

出版　中国医药科技出版社
地址　北京市海淀区文慧园北路甲 22 号
邮编　100082
电话　发行：010-62227427　邮购：010-62236938
网址　www.cmstp.com
规格　710 × 1000mm　1/16
印张　14 1/4
字数　237 千字
初版　2011 年 7 月第 1 版
版次　2018 年 1 月第 2 版
印次　2018 年 1 月第 1 次印刷
印刷　三河市国英印务有限公司
经销　全国各地新华书店
书号　ISBN 978-7-5067-9928-7
定价　35.00 元

编委会

主　编

罗兴洪　赵　霞

副主编

刘玉玲　卢海燕　舒洪权

编　委（按姓氏笔画排序）

王丽华　（江苏先声药业有限公司）

卢海燕　（山西省中医院）

刘玉玲　（南京市浦口区中医院）

李　慧　（江苏先声药业有限公司）

李闻涓　（江苏先声药业有限公司）

张　海　（四川联成迅康医药股份有限公司）

罗兴洪　（江苏先声药业有限公司）

赵　霞　（南京中医药大学附属医院）

舒洪权　（深圳市第二人民医院）

第 2 版序

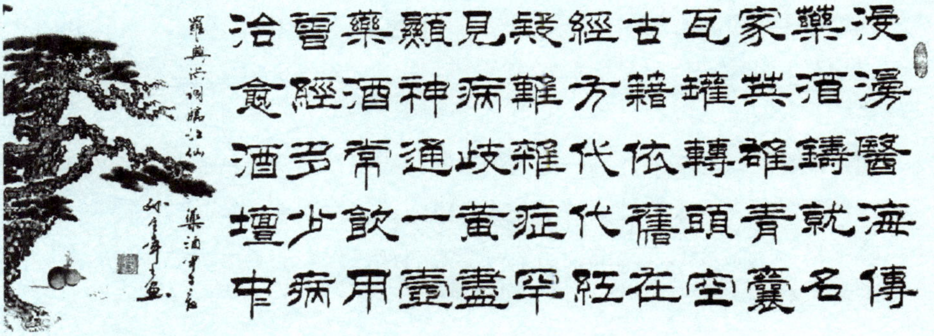

随着工作经历的增多和年岁的增长，喜交朋友的我，朋友也越来越多起来。朋友多了，就难免会时时聚聚，其间不乏好饮两杯者，也有不少酒后吟诗高歌之人、挥毫泼墨之士，与他们把酒言欢，也会偶沾一点文气，倒也其乐融融。

在相聚饮酒的朋友之中，遇到过两个与众不同的人。一个是“诗、书、画、印、文”五才皆备的邱教授，他每次聚会，都自带一瓶酱香型酒，他说，菜可以差点，但酒一定要喝好酒，喝差酒，伤身体，得不偿失。因此每次聚会，他都是旁若无人的喝自己的酒，因人人知道他这一习性，习以为常，见惯也就不惊了。喝酒要喝好酒，泡药酒也要用好酒，不过泡药酒还是以清香型的好，鲜有用酱香酒泡药酒者。

还有一位“老先生”，初次见面，见他红光满面、皮肤细嫩，满头乌发，油光可鉴，脸上绝无岁月留下的皱痕。我以为他是我的同龄人，哪曾想，他可是退休多年，年近古稀（70 岁）的“老先生”。这位老先生每次参加聚会，总是带一瓶约二两装的自制药酒，大家饮酒时，他总是先喝了自带药酒，才根据聚会氛围，或多或少的饮用桌上的白酒。他说他自制药酒并天天饮用已十多年，现在感觉精神很好，身体功能犹如三四十岁之人，这些全得力于药酒之功。

今年年初我到海南出差，遇到在当地工作的一位朋友，他是 20 世纪 80 年代学西医出身，以前对中医并不怎么认同，后来随着年岁的增长，发现西医并不能解决一些体质问题。前几年我送了一本我编写的《古今药酒大全》给他，他研究了我那本《古今药酒大全》，从中选了一个方在家里泡酒，每天晚上小喝一杯，几年过去了，他发现自己又焕发了青春，现在感觉身体状况又回到了二三十岁时的样子。

当得知我所编写的书能给一些人带来健康和乐趣时，我从心里感觉到由衷的高兴。他在讲我为人类的健康做了一些贡献时，也讲那本书内容涉及面太广，对于一些不是学医学药的人来说，可能在选方时存在一定的难度，如果能将《古今药酒大全》分册出版就更好了。

因此我就计划重新编撰《中国药酒丛书》，我将《古今药酒大全》和 2011 年主编出版的《中国药酒系列丛书》文稿进行了认真的校对，并结合近些年我在药酒方面的研究和体会，对书稿进行了重新的增补、修改和调整。与第 1 版相比，作了如下修改：

❶ 分类更为规范合理。根据药酒的功能主治，将以前一些分类不合理的药酒，进行了重新调整，分类更趋合理，编排亦做了相应的改进。

❷ 在《内科治疗用药酒》一书中，增加了癌症用药酒一节。

❸ 对以前的一些错误进行了修改，如剂量单位、制法、药味、白酒量。

❹ 为了尊重原作者，同时也是为了读者查阅方便，每个药酒方均标明处方来源，对指导读者配制、生产和正确应用药酒具有重要意义。

❺ 根据读者的反馈意见，结合临床用药经验，对原版中一些内容进行了修改、补充和完善，使得一些内容更加简练、精准、新颖。

❻ 对书名进行了必要的调整，如将《风湿痹疼用药酒》改为《风湿骨伤用药酒》，将《养颜美容用药酒》改为《美容养颜妇儿用药酒》，通过这样的调整，书名更能体现内容，名实更为相符。

本丛书为一套五本，分别为《养生保健用药酒》《内科治疗用药酒》《风湿骨伤用药酒》《美容养颜妇儿用药酒》《皮肤外科用药酒》，这套药酒丛书所收载的药酒方种类齐全，制作方法除介绍现在家庭泡酒方法外，还保留了传统的制作药酒的方法，我希望本丛书能给读者朋友的养生保健带来帮助，并有助于药酒的科研工作者和中医药传统文化爱好者对我国药酒的研究。

我写作的目的一是为了学习，二是为了将以前的学习、工作、生活作一总结，三是为了更好地指导未来的学习、工作和生活。而“以工作为乐、以学习为乐、以助人为乐”一直是我的行为准则，故自号为三乐堂堂主。继承、宣传和弘扬中医药文化，让更多的人了解中医药、认识中医药、让中医药更好地为人类的健康事业服务，是我的夙愿。我希望读者阅读此书后，能够根据需要，选择一些合适的药酒方，在家里自制药酒，让中医药为我们的健康服务。然而因受知识面和写作水平所限，其中难免有失偏颇、错误遗漏之处，还望读者海涵和行家斧正。

兴洪 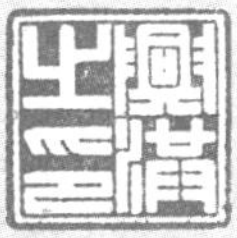

二〇一七年初秋于金陵

第 1 版序

漫漫医海传药酒，铸就名家英雄。瓶瓶罐罐转头空，古籍依旧在，经方代代红。疑难杂症罕见病，中医尽显威风。一壶药酒频饮用，古今多少病，治愈酒坛中！

我与药酒结缘，是 1991 年在成都中医药大学读书时。我老家在川西农村，那里山高雨多，湿气较重，父老乡亲劳作艰苦，因风湿而腰膝酸软疼痛者甚众。于是我去请给我们上《方剂学》的方显树教授处方治疗。方教授认为治疗腰膝酸软疼痛需要较长的时间，为了服用方便，最好用药酒治疗。我拿着方教授开的药酒回去，患病乡亲们使用后均感效果很好，并在老家周围数十里流传，造福了一方百姓。我工作后，在南京、烟台等地，还用过这个药酒为人治疗，均有立竿见影之效。

但真正接触药酒是 1995 年我在四川省中医药研究院中医研究所工作时，那时我们单位的医院制剂中就有四五种药酒，用能装三五百斤酒的大瓷坛浸泡着，销量较好的有“骨科一号酒”“骨科二号酒”“风湿酒”等等。每个月我们都要分装一两次药酒送到药房销售，由于这些药酒安全、有效、使用方便，而深受患者青睐，常常供不应求。

也许是我与中医药真有着不解之缘，记得小学一年级的那个“六一”儿童节，我所获得的“三好学生”奖品就是图书《李时珍》，考大学时，在众多的学校与专业中，我考中了中药学专业。毕业后在四川省中医研究所工作了五年，从事中药的研究并有幸与许多名老中医接触，从而获得了向他们请教中医临床防病治病的良机。

2000 年我离开成都到南京、海南等地工作，但我一直没有放弃过对中医药的学习和研究，先后主持或参与研究开发了数个中药新药，并主编出版了《中药制剂前处理新技术与新设备》《中药制剂新技术与应用》《药食本草》《中国药酒精粹》《古今药酒大全》《活到天年的智慧》等与中医药有关的学术专著。特别是《中国药酒精粹》和《古今药酒大全》两书出版后，获得了广大读者的好评，同时也收到部分热心读者提出的宝贵意见和建议，并期待我有更多的作品问世。

应广大读者的要求，我们通过对药酒经方、时方、验方的收集整理研究，按照药酒的功能，分为《养生保健用药酒》《养颜美容用药酒》《风湿痹痛用药酒》《内科治疗用药酒》《皮肤外科用药酒》五大类编撰了此药酒系列丛书，希望能满足具有不同需求的人群，对其养生保健和防病治病有所裨益，同时也希望能对教学、临床、药酒制作和新药研究选方有所帮助，若此，则善莫大焉。但由于知识面和写作水平有限，时间也较为仓促，错误和疏漏之处在所难免，恳请广大读者批评斧正。

兴洪于北京安定门

2011 年夏

目录

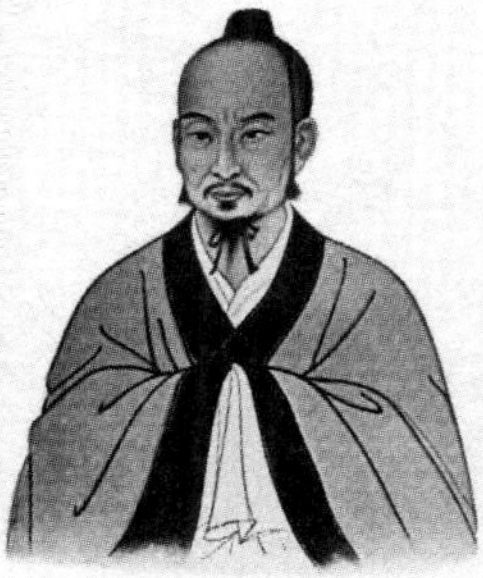

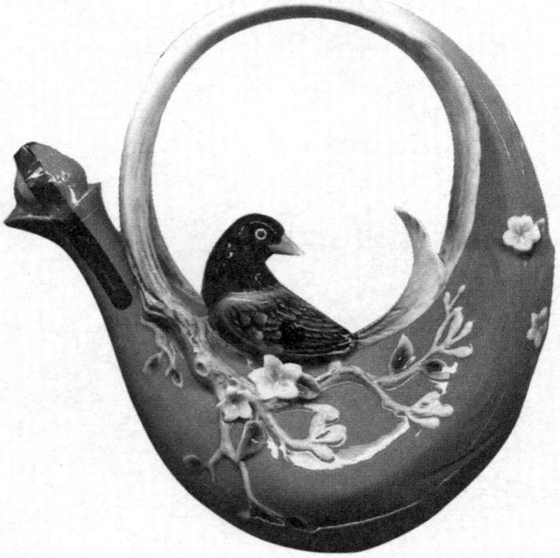

第二节　乌须黑发药酒 / 023

第四章　养颜嫩肤药酒 039

第五章　五官科治疗用药酒 051

第一节　鼻疾用药酒 / 052

第二节　耳疾用药酒 / 054

第三节　口腔疾病用药酒 / 064

第四节　目疾用药酒 / 066

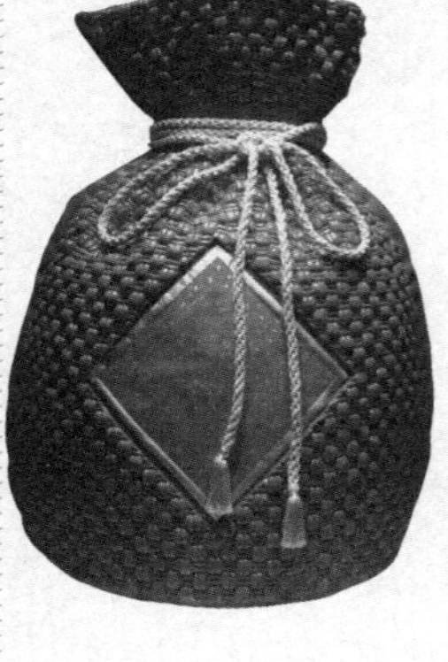

第五节　眼病用药酒 / 070

第六节　牙病用药酒 / 072

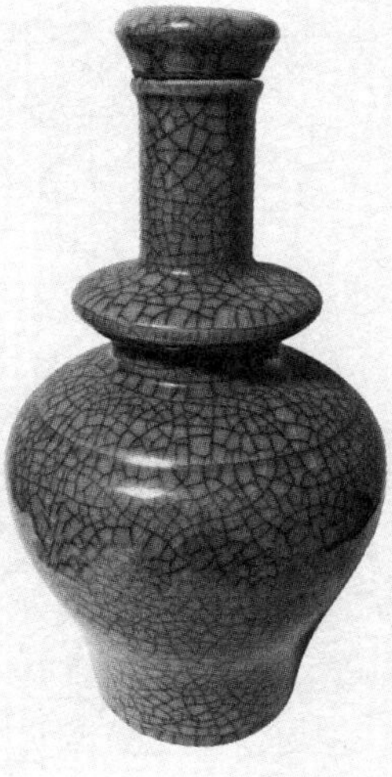

第七节　咽喉疾病用药酒 / 080

第六章　月经不调类用药酒

第一节　痛经用药酒 / 084

第二节　月经不调用药酒 / 091

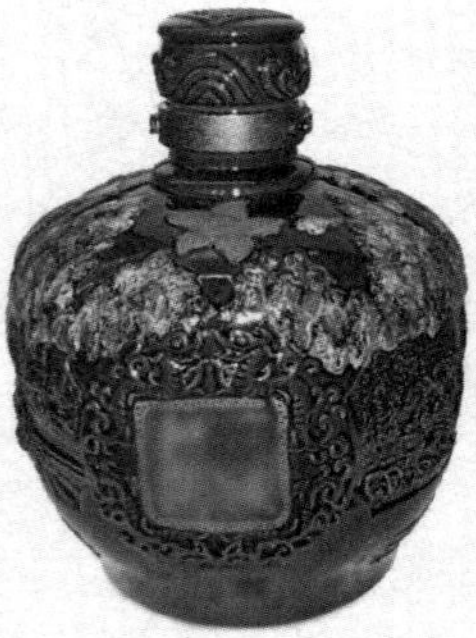

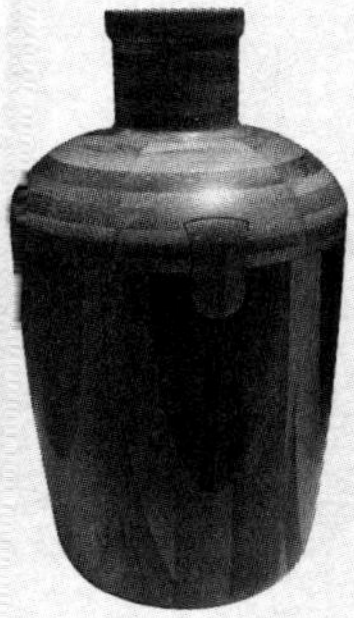

第三节　崩漏用药酒 / 098

第四节　闭经用药酒 / 101

第七章　乳房疾病用药酒 107

第八章　产后用药酒

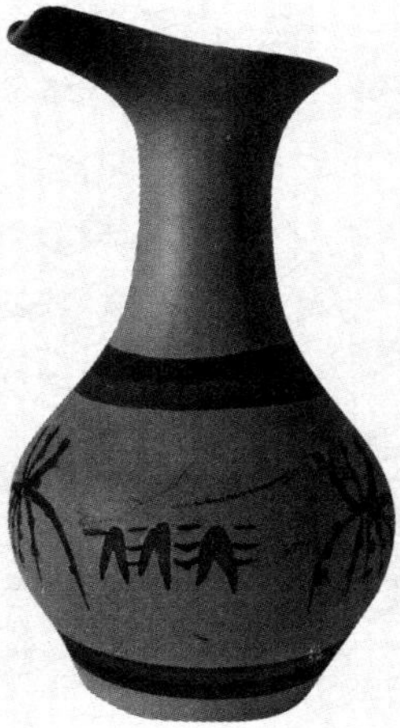

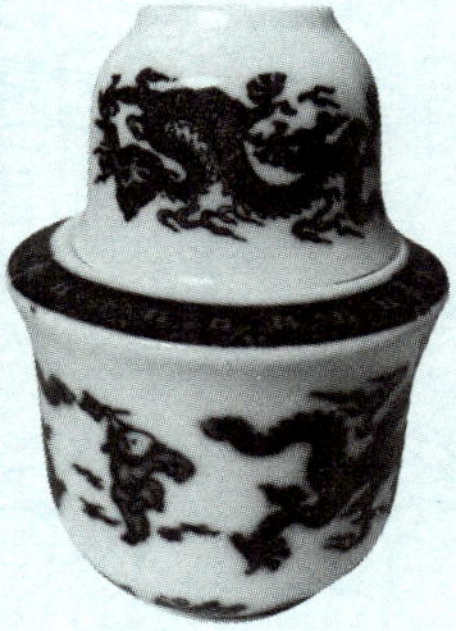

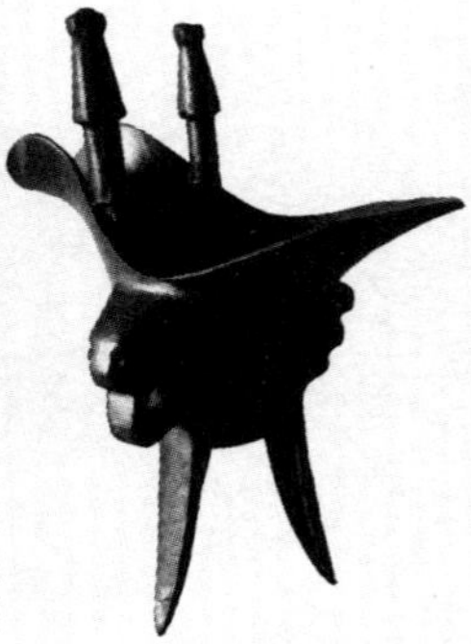

第十章 妊娠用药酒

149

第一节 妊娠出血用药酒 / 150

第二节 妊娠风寒用药酒 / 151

第三节 妊娠腰痛用药酒 / 152

第十一章 其他妇科用药酒

155

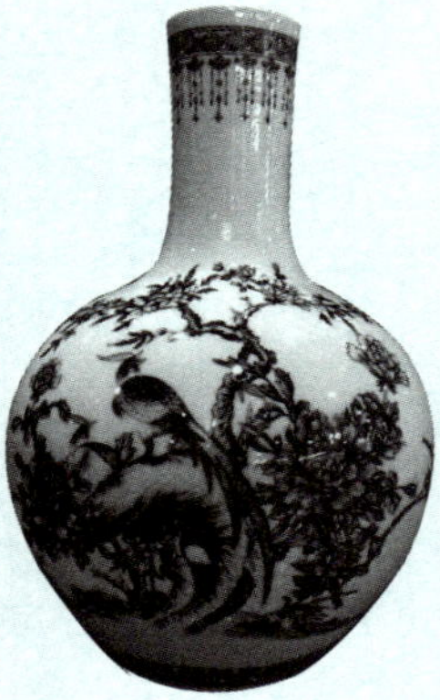

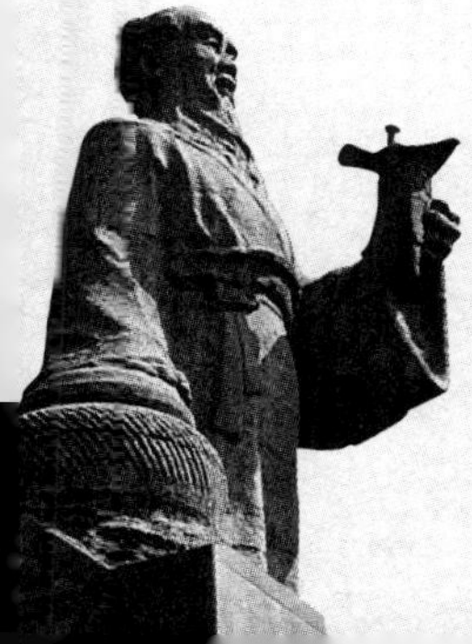

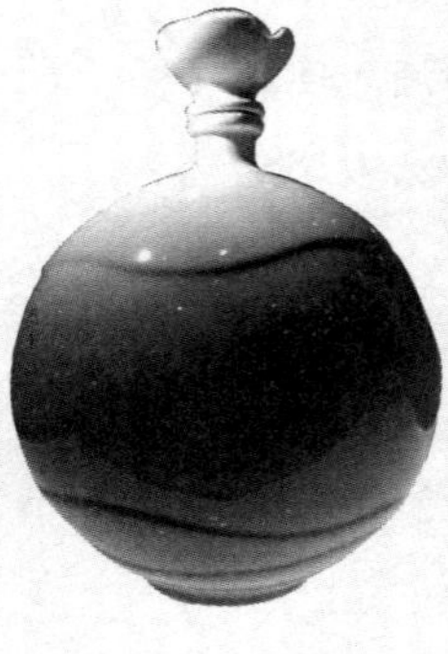

第一章 药酒总论

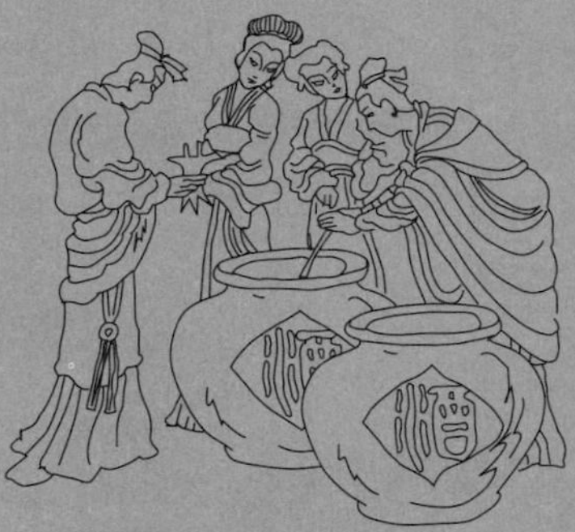

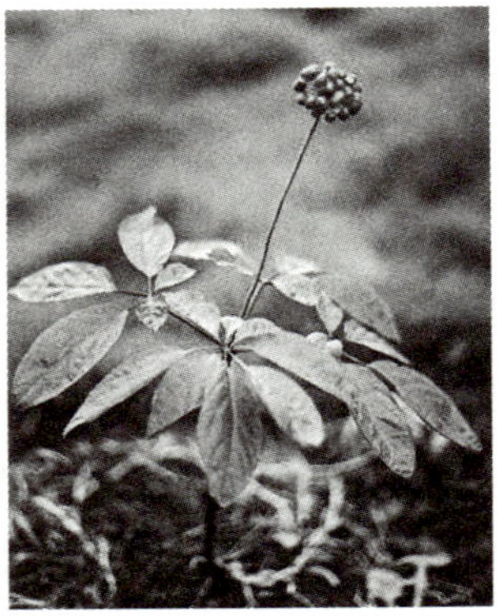

任何一种药材都不能直接应用于患者，必须制成适合于患者应用的形式，方能用以防病治病，这种形式即是剂型，药酒是一种传统的剂型。

药酒在《中国药典》中称为酒剂，系指药材用蒸馏酒提取制成的澄清液体制剂。

远在夏禹时代（公元前2000多年），我们的祖先就已学会酿酒，发现酒的作用，利用多种药物制成药酒治病，同时发现了曲（酵母），曲剂具有健脾开胃、消积化滞的功效。商代之前（公元前1766年），“伊尹以亚圣之才撰用神农本草，以为汤液”。可见现今仍在应用的汤剂、酒剂早在夏商时就已形成并应用。

随着我国经济的发展、社会的进步，人们的保健意识不断加强，有许多人希望能在家里制作一些药酒，但不知道选择什么样的药材，使用什么样的酒，如何制作药酒，如何服用药酒，服用药酒应该注意哪些事项？为此我们按照药酒的功能分5本书介绍古今的一些药酒配方，即《养生保健用药酒》《美容养颜妇儿用药酒》《风湿骨伤用药酒》《内科治疗用药酒》《皮肤外科用药酒》，希望能对相信中医药、重视保健的人有所帮助。

一、使用药酒的优点

中国药酒的应用延绵数千年，且越来越多的人至今仍选用药酒，是因为药酒的许多独特的优点和特点。

1．酒有协同作用，可以提高疗效

药酒是一种加入中药的酒，而酒本身就有一定的保健作用，它能促进人体胃肠活动，帮助消化吸收，增强血液循环，促进组织代谢，增加细胞活力作用。所以中医认为其性热，走而不守，既有调和气血、贯通络脉之功，又有振阳除寒、祛湿散风之效。

2．有利于有效成分的溶出

酒是一种良好的有机溶媒，其主要成分是乙醇，有良好的穿透性，易于进入药材组织细胞中，可以把药材里的大部分水溶性成分以及水不能溶解、需用非极性溶解的有机物质溶解出来，能更好地发挥中药原有的综合作用，服用后又可借酒的宣行药势之力，促进药物疗效最大程度地迅速发挥。

3. 适应范围广

可按不同的中药配方，制成各种药酒来治疗不同的病症，凡临床各科200余种常见病、多发病和部分疑难病症均可疗之。此外药酒既可治病防病，又可养生保健、美容润肤，还可作病后调养。日常饮用得当还可延年益寿。

4. 口感好，人们乐于接受

一杯口味醇正、香气浓郁的药酒，既没有古人所说的“良药苦口”的烦恼，也没有现代打针输液的痛苦，给人们带来的是一种佳酿美酒的享受，所以人们乐意接受。

5. 吸收迅速，起效快

饮用药酒后，吸收迅速，可及早发挥药效。因为人体对酒的吸收较快，药物之性（药力）通过酒的吸收而进入血液循环，周流全身，能较快地发挥治疗作用。

6. 剂量小，便于服用

药酒方中，虽然药味庞杂众多，但制成药酒后，其药物中有效成分均溶于酒中，剂量较之汤剂、丸剂明显缩小，服用起来也很方便。

7. 制作方便

药酒制作方便，只需要有能密封的合适容器，将药材浸泡在酒中密封最短7至15天即可制成，一般家庭均可以制作。

8. 稳定性好

由于酒有防腐、消毒作用，可以防止细菌的滋生，提高药酒的稳定性。当药酒含乙醇40%以上时，可延缓许多药物的水解，增强其稳定性。

用酒浸药，不仅能将药物的有效成分溶解出来，使人易于吸收，由于酒性善行，能宣通血脉，还能借以引导药物的效能到达需要治疗的部位，从而提高药效。另外，药物酒渍不易腐坏，便于保存，可以随时饮用。因此药酒为历代医家和患者所喜爱。

二、正确选用药材

目前的中药千差万别，所选择的中药如果不好，不仅不能起到治疗或养生保健的作用，反而还有可能对人体的健康有害。

1. 选择品质好的道地药材

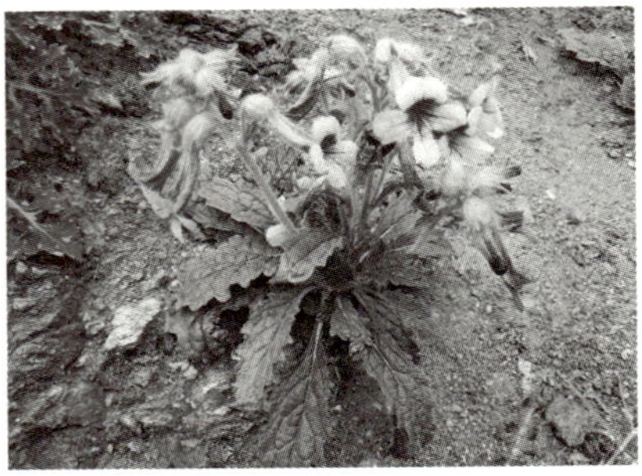

道地药材是指在一特定自然条件、生态环境的地域内所产的药材，因生产较为集中，栽培技术、采收加工也都有一定的讲究，以致较同种药材在其他地区所产者品质佳、疗效好。道地，也代表了质量地道，也即功效地道实在，确切可靠。

道地药材被视为古代中医辨别优质中药材的独具特色的标准，也是我国中药行业一个约定俗成的中药质量概念。

同种异地出产的药材，在质量上有明显差异，如人参、地黄、杜仲、当归等，产地不同药效差异很大，常把某地出产的药材称为“道地药材”，而其他产地出产的则叫“非道地药材”；产于浙江的贝母，叫浙贝母、大贝母或象贝母，长于清肺祛痰，适用于痰热蕴肺之咳嗽；而产于四川的川贝母，长于润肺止咳，治疗肺有燥热之咳嗽、虚劳咳嗽。选用泡药酒用的中药材时，尽可能选用道地药材。常常得到人们赞誉的如甘肃的当归，宁夏的枸杞子，四川的黄连、附子，内蒙古的甘草，吉林的人参，山西的黄芪、党参，河南的牛膝、地黄、山药、菊花，江苏的苍术，云南的茯苓、三七等。

2. 选择规范的炮制品

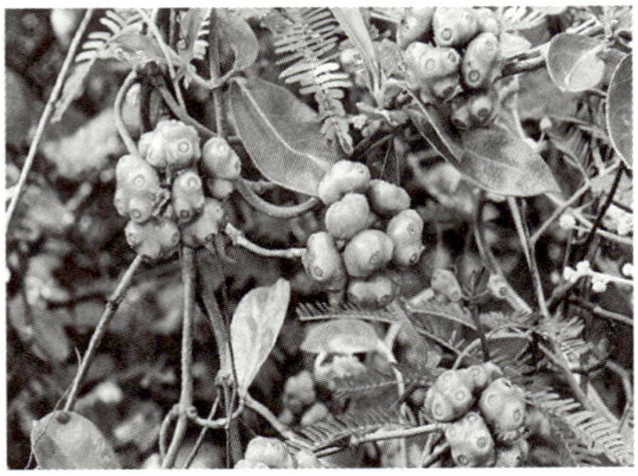

中药通过炮制，可以起到如下作用。

（1）增强疗效：活血通络、调经止痛、祛风除湿之药多用酒制以助归经入血分增效，如当归、川芎、威灵仙等；疏肝理气、活血祛瘀、行气止痛之药多用醋制入肝以助功效，如元胡、香附、柴胡、乳香等；强腰膝、补肝肾、固精壮阳、滋阴泻火之药多用盐制下行入肝肾以增药效，如杜仲、巴戟天、小茴香、知母等；止咳化痰、温胃止呕之药多用姜制，以助归脾胃经增效，如黄连、竹茹、厚朴、草果等。

（2）降低毒副作用：川乌、草乌、附子、马钱子生用有毒，经用辅料甘草和黑豆煎煮加工后，可祛除其毒性，才能内服。

（3）改变药性：如生首乌有生津润燥、滑肠通便等作用，但经黑豆汁蒸煮后，却有补肝肾、益精血、乌须发的功能。

（4）有利于有效成分溶出：如石膏、自然铜、龙骨、牡蛎、石决明、穿山甲等，这类药物质地坚硬，难于粉碎，不便制剂和调剂，而且在短时间内也不易煎出有效成分，因此必须经过炮制，采用煅、煅淬、砂烫等炮制方法使质地变为酥脆，才易于粉碎，从而使有效成分易于煎出。

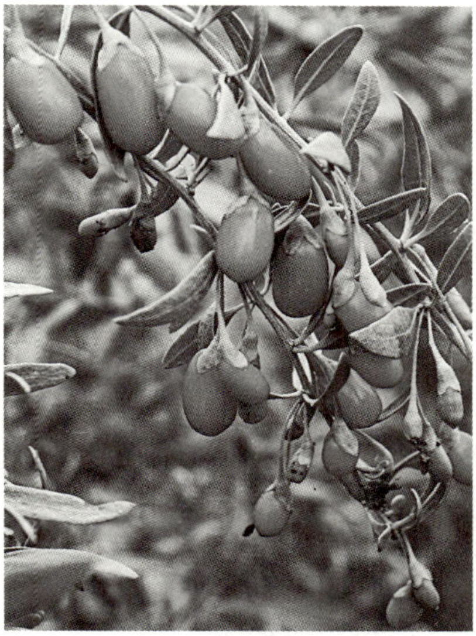

中医学认为，每种药物都具有一定的特性，或偏于寒或偏于热，或升或降，或苦或咸，或归经不同。利用此不同的特性，补偏救弊，调整机体阴阳气血的偏胜偏衰，恢复生理平衡而达治疗疾病的目的。这些不同的特性统称为药性理论，内容包括四气五味、升降浮沉、归经等，是药物本身固有的。然而，通过对中药进行加工炮制，或制其形，或制其性，或制其味，或制其质，可以调整或改变药性，或降其毒，或纠其偏，或增其效，或攻其专等，取其所需满足临床用药。

三、正确选用酒

古人的药酒与现代的药酒具有不同的特点：①古代药酒多以酿制的药酒为主；②基质酒多以黄酒为主，黄酒酒性较白酒为缓和。

一般来讲，现代家庭药酒的制作中，对于药酒基质酒的选择，应根据个人身体情况来选。通常认为浸泡药酒多以40°～60°的米酒或优质白酒较合适，对于专业药厂也多采用50%～60%的白酒。其依据是：乙醇浓度若过低则不利于中药材中有效成分的析出，而乙醇浓度过高，则可能导致水溶性成分难以溶出，且服用时因乙醇浓度太高而服用困难。对于酒量较小的人或病情的原因，也可以采取40°左右的低度白酒、黄酒、米酒或果酒为溶剂，但浸出的时间要适当延长，或复出次数适当增加，以保证药物中有效成分的溶出。

外用药酒度数可以偏高一些，用65°、70°或75°的均可，度数高有利于有效成分穿透皮肤、黏膜进入人体发挥作用。

四、家庭药酒的制作方法

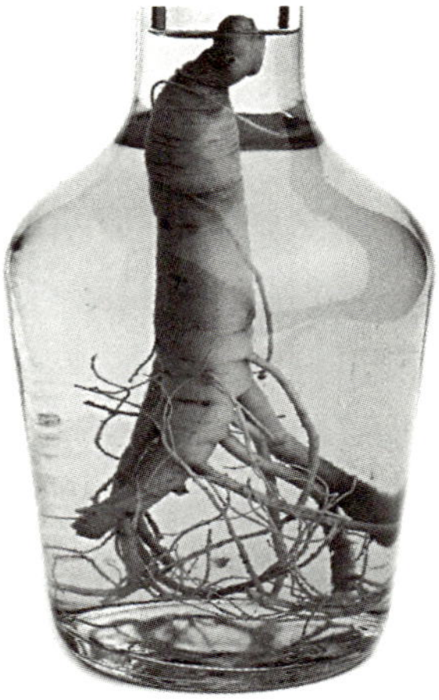

首先要选择合适的容器，一般选择能密封的陶瓷罐、玻璃瓶等，因为这样的容器是惰性的，不会与酒或药物发生反应。盛装药酒的容器，一定要保证清洁干净，可以在盛装药酒前，用开水烫一烫，或用75%乙醇进行消毒。

家庭制作药酒，采用浸泡法。将炮制好的药材洗净，放入准备好的瓶或罐中，第一次加入8～10倍量的酒，密封浸泡7天以上，即可取出服用，在取出服用过程中，可以继续不断添加不超过10倍量的酒。而如果是外用药酒，则以3～5倍较好，这样制成的药酒浓度高，有利于外用时有足够的用药剂量，起到治疗作用。

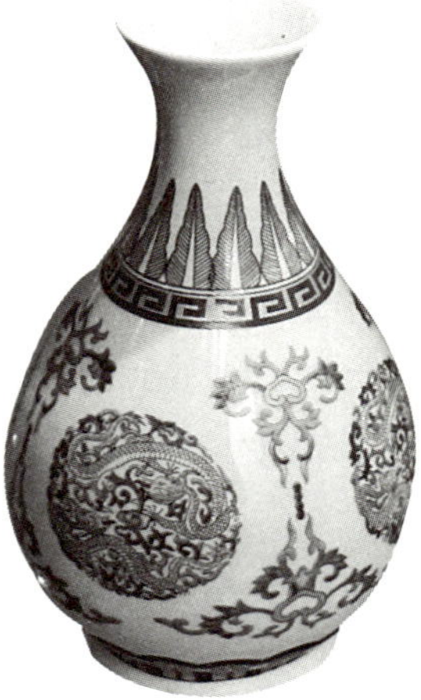

所用药材如能切成薄片最好，如果泡酒容器比较大，药材本身比较小或是贵重的药材，如人参、天麻、虫草、贝母、阿胶、枸杞子等也可以不切片，直接放入，浸泡的时间稍微长一些即可，如浸泡半个月或一个月，再粗大的药材，其有效成分也基本可以浸出来了。

储存药酒的位置，应选在阴凉处，温度在10～25℃为宜，且放置位置的温度变化不应过大。同时，药酒不能与煤油、汽油及腥、臭等怪味较大、刺激味较浓或其他有毒物品放置在一起，避免药酒串味，影响服用。并注意防火，不要将药酒与蜡烛、油灯等物品放置一起。

夏季贮存药酒时，要避免药酒被阳光直接照射，因为药酒中有些成分遇到强光会发生分解。若被强烈的阳光直接照射，会造成药酒内有效成分的损失，使药物的功效降低。在冬季时，要避免药酒因受冻而变质，温度不应低于-5℃。

五、药酒的使用方法

药酒的使用方法，一般可分为内服和外用两种。但有的药酒既可内服，也可外用。外用法，一般按要求使用即可，但对于内服药酒，则需注意以下几点。

1．饮量适度

服用药酒，要根据本人的耐受力，适量饮用，一般每次饮用10～30ml即可。每日2～3次，或根据病情及所用药物的性质和浓度而做适当调整。总之饮用不宜过多且不能滥饮，要按要求而定。平时习惯饮酒的人服用药酒的量可稍高于一般人，但也要掌握好分寸，不能过度。少饮酒或不习惯饮酒的人服用药酒时则应从小剂量开始，循序渐进，逐步过渡到需要服用的量。而如果以用药剂量来考量，治疗类的药剂以每天相当于服用10～20g药的药酒较好，保健类长期服用的以5～10g药的药酒为度。外搽或外敷的，少量多次，尽可能多使用一些为宜。

对于这点比较重要，古今关于饮酒利害之争较多。宋代邵雍诗曰："人不善饮酒，唯喜饮之多；人或善饮酒，难喜饮之和。饮多成酩酊，酩酊身遂疴；饮和成醺酣，醺酣颜遂酡。"这里的"和"即是适度、适量，不能太过，过则伤害身体，饮之太少，不及，由于达不到剂量，而不能起到治疗或养身的作用。

2．喝药酒的时间

前人一般认为酒不可以在晚上喝。《本草纲目》上讲："人知戒早饮，而不知夜饮更甚。既醉且饱，睡而就枕，热拥伤心伤目。夜气收敛，酒以发之，乱其清明，劳其脾胃，停湿生疮，动火助欲，因而致病者多矣。"由此可见，之所以不主张晚上饮酒，主要因为夜气收敛，一方面所饮之酒不能发散，热壅于胃，有伤心损目的可能性；另一方面酒本为发散走窜之物，又扰乱夜间人气的收敛和平静，伤人之和。此外，在关于饮酒的节令问题上，也存在两种不同看法。一些人从季节温度高低而论，认为冬季严寒，宜饮酒，以温阳散寒。

现在研究表明，药酒在晚上喝较好，服用后睡下，以助于药酒的吸收，并降低对脑的损伤，但最好在睡前两个小时服用。

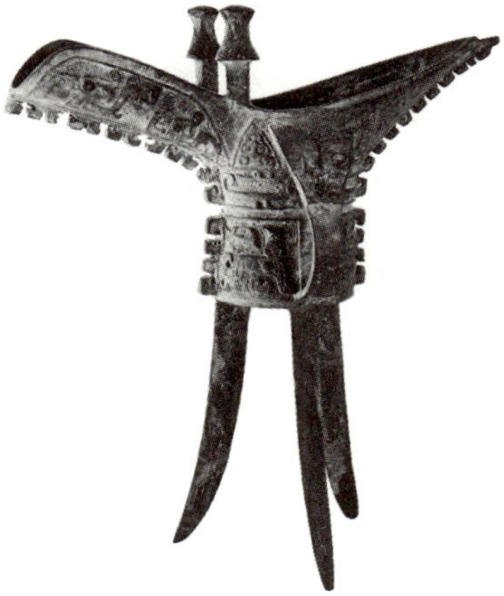

3．喝酒的温度

一些人主张冷饮，也有一些人主张温饮。主张冷饮的人认为，酒性本热，如果热饮，其热更甚，易于损胃。如果冷饮，则以冷制热，无过热之害。元代医学家朱震亨说酒"理直冷饮，有三益焉。过于肺入于胃，然后微温，肺先得温中之寒，可以补气；次得寒中之温，可以养胃。冷酒行迟，传化以渐，人不得恣饮也。”但清人徐文弼则提倡温饮，他说酒“最宜温服”“热饮伤肺”“冷饮伤脾”。

实际上从临床的情况来看，酒虽可温饮，但不要热饮，热饮使酒的穿透力增强，对大脑的伤害较大，因此建议是常温服用。

4．辨证使用

根据中医理论，饮酒养生较适宜于老年人，气血运行迟缓的、阳气不振的，以及体内有寒气、有痹阻、有瘀滞的患者。药酒随所用药物的不同而具有不同的性能，用补者有补血、滋阴、温阳、益气的不同，用攻者有化痰、燥湿、理气、行血、消积等的区别，因而不可一概用之。体虚者用补酒，血脉不通者则用行气活血通络的药酒；有寒者用酒宜温，而有热者用酒宜清。特别是对于治疗性的药酒，更需要在临床医生的指导下辨证使用。

5．坚持饮用

由于在制作药酒时，常加药材10～20倍量的酒制作药酒，10ml药酒中只含0.5～1g药材，而常常每次服用30～50ml，那相当于服用1.5～2.5g的生药，每天只能服用不足10g生药，而与一般常规每天服用20g生药相比，服用剂量较少。因此，为了能有效的保健和治疗，需要坚持饮用，古人认为坚持饮酒才可以使酒气相接。唐代大药学家孙思邈说：“凡服药酒，欲得使酒气相接，无得断绝，绝则不得药力。多少皆以和为度，不可令醉及吐，则大损人也。”

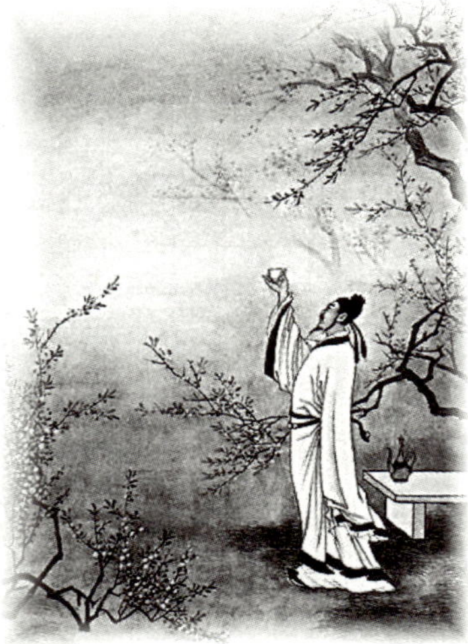

6．辨证使用

治疗药酒一定要适合病症，有针对性服用，不可几种治疗作用不同的药酒同时或交叉服用，以免影响疗效或引起不良反应。服补性药酒，也要适合自己的身体状况，要有针对性，不可乱饮，否则会适得其反，有碍健康。

7．要中病即止

用于治疗的药酒，在饮用过程中，应病愈即止，不宜长久服用，避免长期服用而造成对酒精的依赖性；滋补性药酒，也要根据自己的身体状况，适宜少饮，不可过量，以避免过量饮用而造成对身体的不必要的负担，未补却伤身。但对于养生保健用药酒，最好能长期服用。

六、服用药酒注意事项

酒本身就是药，也可以治病，与药同用，药借酒势，酒助药力，其效尤著，而且使适用范围不断扩大。因为药酒既有防病治病之效，又有养生保健、延年益寿之功，因而深受民众欢迎。但常人有云“是药三分毒”，药酒也不例外。如果不宜饮用或饮用不当，也会适得其反。因此注意药酒的各种禁忌和有节制的饮酒就显得尤为重要。

1．适量而止

饮用时不宜过多，应适量饮用。凡服用药酒或饮用酒，要根据人的耐受力，要合理、适宜，不可多饮滥服，以免引起头晕、呕吐、心悸等不良反应。即使是补性药酒也不宜多服，如过量饮用含人参的补酒，可造成胸腹胀闷、不思饮食；多服了含鹿茸的补酒则可引起发热、烦躁，甚至鼻衄（即鼻出血）等症状。

2．因人而宜

不宜饮酒的人不能饮用药酒。凡是药酒或饮用酒，不是任何人都适用的，不适用的，就要禁饮。如对酒精过敏的人群，还有孕妇、乳母和儿童等人就不宜饮用药酒，也不宜服用饮用酒。年老体弱者，因新陈代谢功能相对缓慢，饮酒时也应适当减量，避免给身体造成过重的负担。此外，对酒过敏的人或某些皮肤病患者也要禁用或慎用药酒。

3．外用药酒，不能内服

凡规定外用的药酒，则禁内服。若内服的话，会引起头晕、呕吐，严重甚至会引起休克等不良反应，特别是含有剧毒中药的外用药酒，更不能内服。

七、药酒也可用水煎煮服用

制作药酒，一方面是有利于有效成分的浸出，提高疗效；另一方面则是为了使用方便。如果不会饮酒或不能饮酒的，可以选用相应的药酒方将药配齐后，直接用水煎煮服用，一样能达到治病防病的效果。

药酒是传统的有效剂型，在数千年的人类历史发展过程中，为我国人民的防病治病做出了较大贡献，我们需对流传下来的药酒进行去粗取精、去伪存真的筛选，并采用科学、规范的制作方法，才能使药酒发扬光大，为人类的健康事业作出更大的贡献。

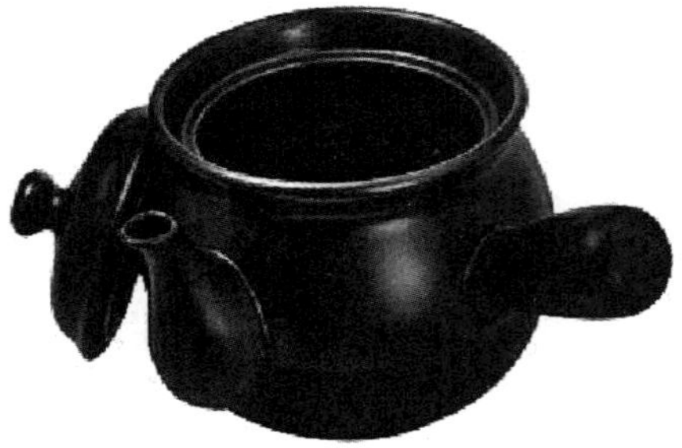

第二章 祛斑灭痕药酒

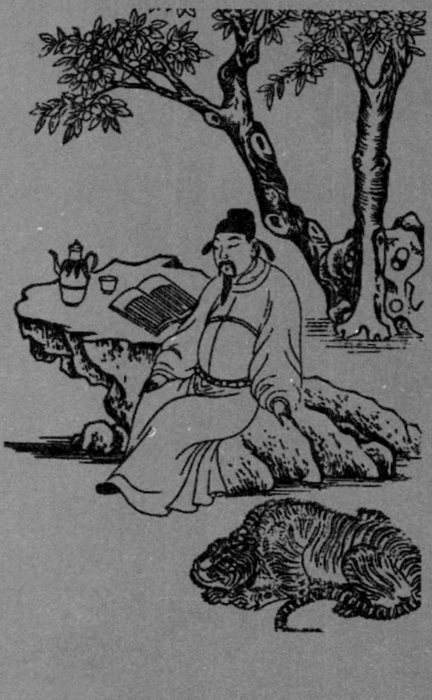

祛斑灭痕药酒主要是为黧黑斑和瘢痕二症而设。黧黑斑，又名“面黑䵟”“黧黑䵟”，简称“斑”。多因肾亏火旺，血虚不荣，火燥结滞或肝郁气滞所致。好发于面部，女性多见。主要临床表现是皮损呈黄褐或淡黑色斑块，形状大小不一，枯暗无光泽，不高出皮肤。与今之黄褐斑、皮肤黑变病相似。痕即瘢痕，一般多因疮疡、跌打损伤皮肤、烫火伤、蛇虫所伤，手术后等瘥后所致。一般轻者可留有色斑，重则可形成瘢痕。本病多发生在关节部位和面、颈部。前者可不同程度的影响其功能活动；后者还影响外观美。

杏仁酒

〔处　　方〕杏仁50g • 白酒100ml

〔制　　法〕杏仁酒浸、皮脱捣烂、组袋盛，加酒密闭浸泡7日后使用。

〔功能主治〕润肤祛斑。用于面墨䵟黑、肝色粗陋、皮厚状丑。

〔用法用量〕外用：夜取药袋拭面。

处方来源　宋 •《太平圣惠方》

驻颜酒

〔处　　方〕柚子5个 • 生地黄40g • 芍药40g • 当归40g • 蜂蜜50g • 白酒4L

〔制　　法〕将前4味共捣为粗末或切薄片，置容器中，加入白酒和蜂蜜密封，浸泡3个月后，去渣，即成。

〔功能主治〕养血驻颜。用于皮肤色素沉着、面部痤疮、发枯不荣等。

〔用法用量〕口服：每次20～40ml，日服1～2次。

处方来源　《药酒汇编》

枸杞酒Ⅳ

〔处　　方〕枸杞子根500g • 干地黄100g • 干姜100g • 商陆根100g • 泽泻100g • 蜀椒100g • 桂心100g • 酒曲适量

〔制　　法〕将枸杞子根切碎，以东流水40L。煮24小时，取汁10L，渍曲酿之，如家酿法，酒熟取溶液。后6味，共研末，入布袋，内酒中，密封，埋入地下3尺，坚覆之，经20日后，取出，开封，其酒当赤如金色。

〔功能主治〕滋肾助阳，温阳利水。用于灭瘢痕、除百病。

〔用法用量〕口服：平旦空腹服30～50ml。

处方来源 唐·《千金方》

〔附　　记〕《备急千金要方》方中枸杞子根为60g、干地黄末1.25kg、商陆末200g。余同上。

桃花白芷酒

〔处　　方〕桃花250g • 白芝麻30g • 白酒500～1000ml

〔制　　法〕将前2味置容器中，加入白酒，密封，浸泡30天后，过滤去渣，即成。

〔功能主治〕活血通络，润肤祛斑。用于面色晦暗、黄褐斑，或妊娠产后面黯等症。

〔用法用量〕口服：每次服10～20ml，日服2次。

同时外用：即取此酒少许置于手掌中，双手合擦至热时，即来回擦面部患处。

注意事项：孕妇、乳母患者只可外用，忌内服。

处方来源 《浙江中医杂志》

〔附　　记〕采集桃花时间：系农历3月3日或清明前后，采集东南方向枝条上花苞初放及开放不久的桃花。

商陆酒Ⅲ

〔处　　方〕商陆末（白色者）250g • 天门冬末250g • 细曲（捣碎）500g • 糯米（净淘）1kg

〔制　　法〕上先炊米熟，候如人体温；另煎热水适量，放冷，入诸药拌匀，再与米饭、细曲拌和，入瓮中，密封，酿60日成，去糟取用。

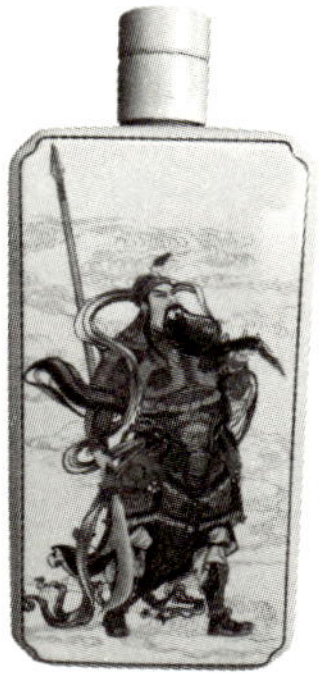

〔功能主治〕滋养健壮，补肺益气，润泽皮肤，通利之便。用于灭瘢痕。

〔用法用量〕口服：不拘时，随性饮之。

处方来源 宋·《太平圣惠方》

槟榔露酒

〔处　　方〕槟榔20g • 桂皮20g • 青皮10g • 玫瑰花10g • 砂仁5g • 黄酒1.5L • 冰糖100g

〔制　　法〕将前5味共制为粉末，入布袋，置容器中加入黄酒密封，再隔水煮30分钟，待冷，埋入土中3日以去火毒。取出过滤去渣，加入冰糖，即用。（也可不入土去毒）

〔功能主治〕疏肝解郁。用于黄褐斑（气郁型）。

〔用法用量〕口服：每次20ml，口服2次。

注意事项：孕妇忌服。

处方来源 《药酒汇编》

〔附　　记〕也可除桂皮，加橘皮。

第三章 美发用药酒

第一节 生发药酒

第二节 乌须黑发药酒

第一节 生发药酒

生发药酒是为脱发而设。盖发为血之余，故脱发属血虚者固多。“油风”（斑秃）“鬼剃头”也可致头发干枯，成片脱落，多属血虚风燥，不能荣养肌肤所致。眉毛脱落，多见于“麻风病”。

十四首乌酒

〈处　方〉制何首乌30g • 熟地黄24g • 枸杞子15g • 麦门冬15g • 当归15g • 桂圆肉15g • 西党参15g • 龙胆草12g • 白术12g • 茯苓12g • 广皮9g • 五味子9g • 黄柏9g • 黑枣30g • 白酒1L

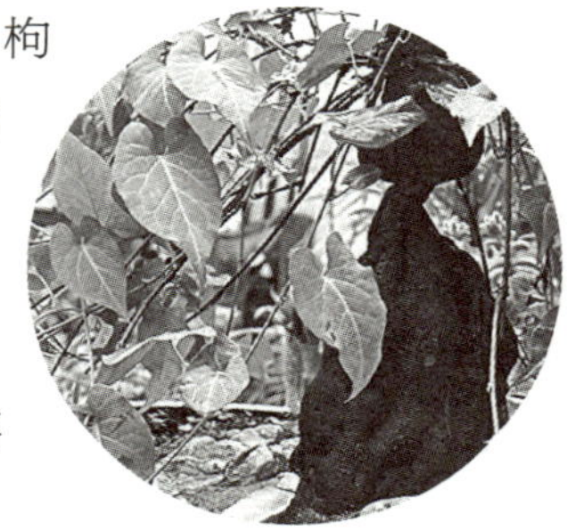

〈制　法〉将前14味捣碎或切薄片，置容器中，加入白酒，密封，浸泡14天后，过滤去渣，即成。

〈功能主治〉补肝肾，益气血，清湿毒，养血生发。用于青壮年血气衰弱、头发脱落不复生，且继续脱落者。

〈用法用量〉口服：每次15ml，每日早、晚各服1次。

注意事项：忌鱼腥。

处方来源　宋·《佩衍遗方》

三叶柏叶酒

〈处　方〉鲜侧柏叶30g • 鲜骨碎补30g • 闹羊花9g • 85%酒精100ml

〈制　法〉将前3味捣烂，连汁置容器中，加入85%酒精，密封浸泡2周后，过滤压榨取汁，备用。

〈功能主治〉补肾通络，凉血和血。用于脱发。

〔用法用量〕外用：涂擦患处，日涂数次。

处方来源 《百病中医熏洗熨擦疗法》

双花二乌酊

〔处　　方〕芫花3g • 红花3g • 制川乌3g • 制草乌3g • 细辛3g • 川椒3g • 75%酒精（或白酒）100ml

〔制　　法〕将前6味捣碎或切薄片，置容器中，加入75%酒精，密封，浸泡1周后，即可取用。

〔功能主治〕辛散通络，活血化瘀。用于斑秃。

〔用法用量〕外用：涂擦患处，擦至头皮发热，发红为度，每日1次，30次为1疗程。

处方来源 《四川中医》

生发酊Ⅰ

〔处　　方〕闹羊花60g • 补骨脂30g • 生姜50g • 75%乙醇适量

〔制　　法〕先将闹羊花、补骨脂捣碎，置容器中，加入75%乙醇500ml，搅拌后盖严。将容器放蒸汽锅内，保持微温，浸泡9小时后，过滤去渣。滤液中再加入切碎的生姜，盖严，放置浸泡2昼夜，过滤，制成400ml，分装，备用。

〔功能主治〕润肤生肌。用于斑秃、脂溢性皮炎。

〔用法用量〕外用：外涂患处，日涂3次。

注意事项：忌口服。

处方来源 《北京市中草药制剂选编》

生发酊Ⅱ

〔处　　方〕诃子20g • 桂枝20g • 山奈20g • 青皮20g • 樟脑20g • 75%乙醇500ml

〔制　　法〕将前5味共研细末，置容器中，加入75%乙醇，密封，浸泡7天后，过滤去渣，即成。

〔功能主治〕祛风止痒，解毒生发。用于脱发。

〔用法用量〕外用：先用艾叶汤（艾叶、菊花、薄荷、防风、起本、富香、甘草、蔓荆子、荆芥穗各9g，煎水）熏洗患处（每日1剂，日2次），洗后晾干，再取此药涂擦患部。若配合汤剂内服，效果更佳。

注意事项：治疗期间，忌食猪油、肥肉；忌用洗衣粉、肥皂水洗头。

处方来源　《中医杂志》

〔附　　记〕可用作生发用。

生发药酒

〔处　　方〕鲜骨碎补30g • 斑蝥5只 • 高度白酒150ml

〔制　　法〕将骨碎补打碎，与斑蝥一起用白酒浸泡12日后，过滤即得。

〔功能主治〕促毛发生长。用于斑秃。

〔用法用量〕外用：用药棉球蘸药酒擦患处，日擦2～3次。

注意事项：此药酒仅供外用，忌内服。药酒不能滴入眼中。

处方来源　《民间百病良方》

〔附　　记〕又《疮疡外用本草》介绍治斑秃两方，可供选用。①川椒30g，白酒100ml。密封浸泡6日后即成。用此酒涂擦患处，以皮肤变红为宜。②零陵香、香白芷各20g，野菊花15g，甘松、防风各10g，白酒400ml。密封浸泡6日后即成。用于脂溢性脱发、头发糠疹。用法同上。效果亦佳。

外敷斑秃酒

〔处　　方〕鲜骨碎补30g • 何首乌30g • 丹参20g • 洋金花9g • 侧柏叶9g • 白酒250ml

〔制　　法〕将前5味捣碎或切薄片，置容器中，加入白酒，密封，浸泡7天后，即可取用。

〔功能主治〕补肾通络，和血生发。用于斑秃、脱发等。

〔用法用量〕外用：涂擦患处，日涂擦3～4次。

处方来源　《药酒汇编》

冬虫夏草酒Ⅱ

〔处　　方〕冬虫夏草100g • 白酒400ml

〔制　　法〕将上药置容器，加入白酒，密封，浸泡7日即可。

〔功能主治〕补气血，助生发，乌须发。用于圆形脱发、脂溢性脱发、神经性脱发、小儿头发生长迟缓。

〔用法用量〕外用：用牙刷蘸此酒外戳1～3分钟，每日早、晚各1次。

处方来源　《赵炳南临床经验集》

〔附　　记〕临床证明：本药酒亦可内服。每日服10～15ml，有滋肺益肾，止咳化痰之功。用于治疗劳嗽咳血、盗汗、肺结核、年老衰弱之慢性咳喘（老年慢性喘息性支气管炎）以及阳痿、病后体弱等症，用之颇验。酒尽再添酒浸泡，味薄即止。

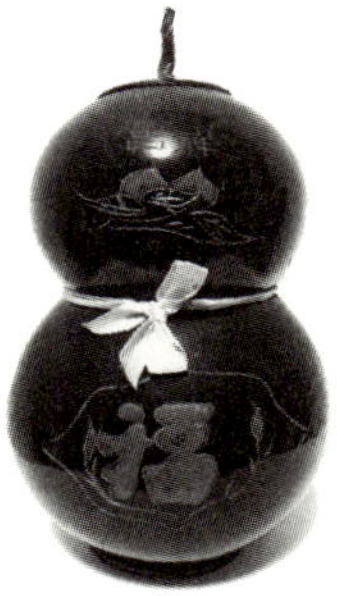

侧柏三黄生发酒

〔处　　方〕侧柏叶30g • 大黄10g • 黄芩10g • 黄柏10g • 苦参10g • 川芎10g • 白芷10g • 蔓荆子10g • 冰片2g • 高度白酒500ml

〔制　　法〕上药除冰片外，共研为粉末或切薄片，纱布袋装，扎口，置容器中，加入白酒浸泡。7日后取出药袋，压榨取液，两液混合，静置，加入冰片，搅匀，过滤即得。

〔功能主治〕促使毛发生长。用于秃发、斑秃或脂溢性脱发。

〔用法用量〕外用：用棉签蘸药酒涂擦患处（脱落部位），日擦3～4次。

处方来源　《药酒汇编》

侧柏叶酒

〔处　　方〕鲜侧柏叶30g • 白酒200ml

〔制　　法〕将上药切碎，置容器中，加入白酒，密封，浸泡7天后，过滤去渣，即成。

〔功能主治〕清热凉血，祛风生发。用于脱发、脂溢性皮炎等。

〔用法用量〕外用：外涂擦患部，日涂3次。

处方来源　《浙江中医杂志》

养血生发酒

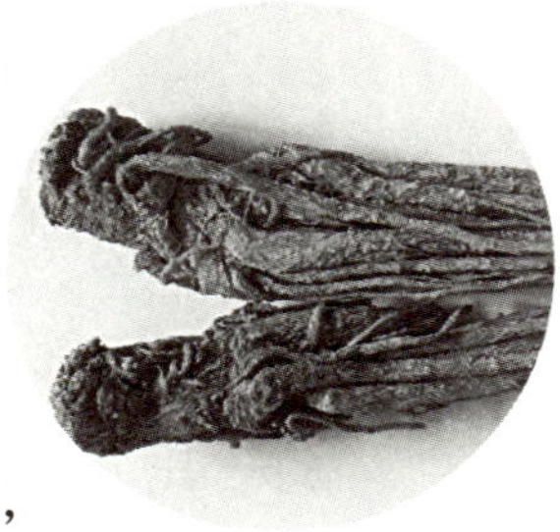

〔处　　方〕制何首乌50g • 当归30g • 熟地黄30g • 天麻30g • 川芎20g • 木瓜20g • 白酒1L

〔制　　法〕上药共研为粗末或切薄片，纱布袋装，扎口，白酒浸泡。密封浸泡14日后取出药袋，压榨取液，两液合并，静置，过滤后装瓶，备用。

〔功能主治〕养血补肾，祛风生发。用于斑秃、全秃、脂溢性脱发以及病后、产后脱发，属血虚证者。

〔用法用量〕口服：每次20ml，日服2次。

注意事项：凡属血热型者非本方所宜。

处方来源　《临床验方集》

骨碎补酒Ⅱ

〔处　　方〕鲜骨碎补30g • 洋金花9g • 侧柏叶9g • 丹参20g • 白酒500ml

〔制　　法〕将前4味捣碎或切薄片，置容器中，加入白酒，密封，浸泡7天后，过滤去渣，即成。

〔功能主治〕补肾通络，和血生发。用于斑秃、脱发等。

〔用法用量〕外用：不拘时，取此酒涂擦患处。

处方来源　《药酒汇编》

复方藜芦酊

〔处　　方〕藜芦5g • 蛇床子5g • 黄柏5g • 百部5g • 五倍子5g • 斑蝥3g • 95%医用乙醇100ml

〔制　　法〕将前6味药捣碎或切薄片，置容器中，加入95%乙醇，密封，浸泡1周后，即可取用。

〔功能主治〕杀菌生发。治斑秃。

〔用法用量〕外用：用棉鉴蘸此酊涂擦皮损处，可先拭擦1片，如反应不严重，可擦较大范围，如皮损较广泛，则宜先剃发，每日涂擦1～2次。一般在涂后出现红斑、水泡。如见水泡，先停用，如见新皮后，再行应用。泡干后结痂，痂脱后，毳毛逐渐长出。

处方来源　《浙江中医杂志》

〔附　　记〕用药后出现水泡不要为虑，待水泡消失后，大多会结痂，痂落后新发长，故而以出现水泡为佳兆。

斑秃酊

〔处　　方〕羊踯躅花（即闹羊花）15g • 骨碎补15g • 川花椒30g • 高粱酒150ml

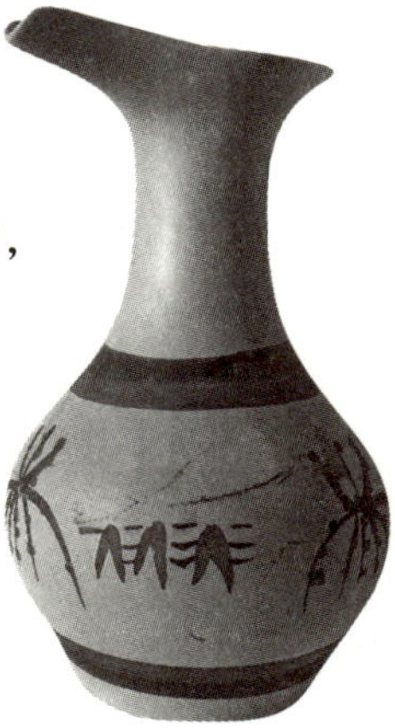

〔制　　法〕将前3味共研粗末，入有盖的玻璃瓶内，再注入高粱酒，将瓶盖盖紧，浸泡7天后，即可开始取用。

〔功能主治〕解毒，杀虫，生发。用于斑秃（呈圆形脱落，肤色红光亮，痒如虫行）。

〔用法用量〕外用：先用老生姜切片，用截面擦患处，待擦至皮肤有刺痛感时，再用羊毫笔蘸药酒涂擦患处，则收效尤速。每日早晚各3次。用药前，先摇动药瓶，使之酒液均匀。

处方来源　《百病中医熏洗熨擦疗法》

〔附　　记〕又本方去花椒、骨碎补加地鳖虫（研末）备等份，浸酒，余同上。依上法用之，用骨碎补代生姜擦患处，再涂擦药配，效果亦佳。

斑蝥酒

〔处　　方〕斑蝥（去头足翅）15只 • 白酒200ml

〔制　　法〕将上药研成粗末，置净瓶中，加入白酒，盖严，浸泡5～7日后即可取用。

〔功能主治〕攻毒，消疮。用于斑秃。

〔用法用量〕外用：涂擦患处，日轻涂1次。

注意事项：忌内服。

处方来源　《民间百病良方》

蔓荆附子酒

〔处　　方〕蔓荆子6g • 附子20g • 白酒500ml

〔制　　法〕将前2味捣碎或切薄片，置容器中，加入白酒，密封，浸泡14天后，过滤去渣，即成。

〔功能主治〕温阳祛风，通经和血。用于头发脱落及偏、正头痛等。

〔用法用量〕外用：每日取此酒洗头1～2次。不效，可再制再用。

处方来源　《药酒汇编》

熟地枸杞沉香酒

〔处　　方〕熟地黄60g • 枸杞子60g • 沉香6g • 白酒1L

〔制　　法〕将前3味捣碎或切薄片，置容器中，加入白酒，密封，浸泡10天后，过滤去渣，即成。

〔功能主治〕补肝肾，益精血。用于肝肾精血不足所致的脱发、白发、健忘、斑秃。

〔用法用量〕口服：每次10ml，口服3次。

处方来源　《补品补药与补益良方》

第二节
乌须黑发药酒

乌须黑发药酒是为须发早白症而设。须发早白，除老年自然衰老变白者外，多因疾病引起的肝血肾阴不足，血气不荣，须发失养所致。青年少白头（俗称少年白），亦可因血热风燥所引起。

一醉散酒

〔处　　方〕槐子12g • 旱莲草15g • 生地黄15g • 白酒500ml

〔制　　法〕将前3味共研细末，置容器中，加入白酒，密封，浸泡20日后，过滤去渣，即成。

〔功能主治〕凉血，祛风，黑发。用于须发早白。

〔用法用量〕口服：随时随量饮之，使之微醉。

处方来源　明·《普济方》

〔附　　记〕《普济方》云："取酒饮一醉后，觉来须发尽黑。恐不人信，将白毛鸡、犬喂试之，皆变为黑鸡犬也。"

七宝美髯酒

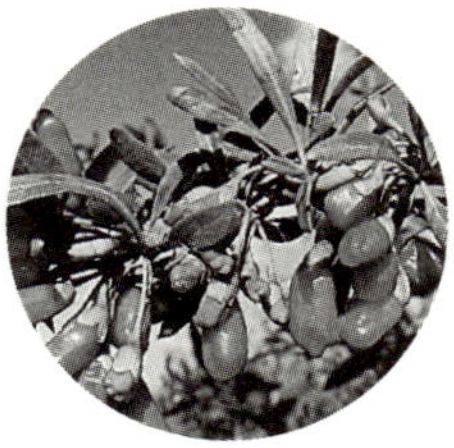

〔处　　方〕制首乌100g • 茯苓50g • 牛膝25g • 当归25g • 枸杞子20g • 菟丝子20g • 补骨脂15g • 白酒1.5L

〔制　　法〕上药切片，入纱布袋中，扎口，白酒浸泡。1个月后取出药袋，压榨取液，两液混合，静置，过滤即得。

〔功能主治〕补益肝肾，乌须黑发。用于肝肾不足、须发早白、齿牙动摇、梦遗滑精、腰膝酸软、妇女带下、男性不育。

〔用法用量〕口服：每次15～20ml，日服2次，早、晚各1次。

处方来源　清·《医方集解》

〔附　　记〕本方是一首抗衰老、延年益寿的良方。久服效佳。

女贞子酒

〔处　　方〕女贞子250g • 低度白酒750ml

〔制　　法〕将上药拍碎，置容器中，加入白酒，密封，浸泡5～7天后，过滤去渣，即成。

〔功能主治〕滋阴补肾，养肝明目。用于阴虚内热、腰膝酸软、头晕目眩、肢体乏力、肾虚腰痛、须发早白、心烦失眠、口燥咽干、面色潮红、手足心热、舌红、脉弦细数。

〔用法用量〕口服：每次温服15ml，日服1～2次。

处方来源　明·《本草纲目》

天门冬酒Ⅱ

〔处　　方〕天门冬1.5kg • 糯米500g • 细曲350g

〔制　　法〕天门冬去心，捣碎，以水20L，煮汁10L；糯米炊熟，细曲350g，三味相拌，入瓮，密封3～7日，候熟压取汁。

〔功能主治〕补五脏，调六腑，和血脉。令人无病，延年轻身，齿落更生，发白更黑。

〔用法用量〕口服：每日饮三杯（约150ml），常令酒气相接，勿令大醉。

注意事项：慎生冷，酢（同“醋”）滑，鸡、猪、鱼、蒜，特忌鲤鱼，亦忌油腻。

处方来源　宋·《太平圣惠方》

〔附　　记〕《神农本草经》把天门冬归入上品，认为久服可以“轻身，益气，延年”，《千金要方》更称其能“齿落更生，发白更黑”。

不老酒

〔处　　方〕熟地黄60g • 生地黄60g • 五加皮60g • 莲子心60g • 槐角子60g • 没食子50g • 白酒3L

〔制　　法〕将前6味共制为粗末或切片，入布袋，置容器中，加入白酒密封，经常摇动数下，浸泡14天后，过滤去渣，即成。

药渣晒干，加工成细末，与大麦适量炒和，炼蜜为丸，每丸重6g。

〔功能主治〕补肾固精，养血乌发，壮筋骨。用于须发早白、腰膝无力、遗精滑泄、精神萎靡等症。

〔用法用量〕口服：每次空腹服10～15ml，日服2次，饭后服药1～2粒。

处方来源 《药酒汇编》

五精酒

〔处　　方〕枸杞子50g • 天门冬50g • 松叶60g • 黄精40g • 白术40g • 细曲120g • 糯米1.25kg

〔制　　法〕将前5味置砂锅中，加水煎汁100ml（一般水煎2次，浓缩而成）；细曲研末，备用；糯米蒸熟沥半干后，倒入缸中待冷，加入药汁和细末，拌匀，密封，置保温处，21天后，候酒熟，去渣，备用。

〔功能主治〕补肝肾，益精血，健脾胃，祛风湿。用于体倦乏力、食欲不振、头晕目眩、须发早白、肌肤干燥、易痒等症。

〔用法用量〕口服：每次10～25ml，日服1次。

注意事项：忌食鲤鱼、桃李、雀肉等。

处方来源 明・《普济方》

〔附　　记〕常年补养，发白反黑，齿去更生。

中山还童酒

〔处　　方〕马蔺子100g • 马蔺根100g • 黄米500g • 陈曲2块 • 酒酵子2碗

〔制　　法〕将马蔺子埋入土中3日，马蔺根切碎；将黄米水煮成糜；陈曲研末，与酒酵子、马蔺子共和一处作酒，待熟；另用马蔺根，加水煎10沸，取汁入酒，3日即成。

〔功能主治〕清热利湿，解毒，乌须发。用于须发变白。

〈用法用量〉口服：随时随量饮之，使之微醉。

处方来源 清·《万病回春》

〈附　　记〉并歌云："中山还童酒，人间处女有。善缘待遇者，便是蓬莱叟。"

乌发益寿酒

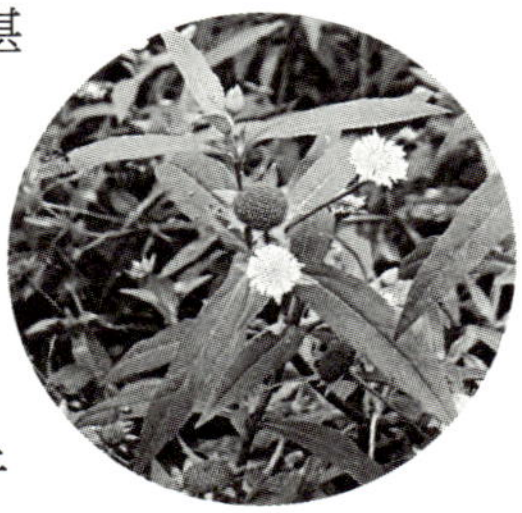

〈处　　方〉女贞子80g • 旱莲草60g • 黑桑椹60g • 黄酒1.5L

〈制　　法〉将前3味捣碎或切片，入布袋，置容器中，加入黄酒，密封浸泡14天后，过滤去渣，即成。

〈功能主治〉滋肝肾，清虚热，乌发益寿。用于肝肾不足所致的须发早白、头晕目眩、腰膝酸痛、面容枯槁、耳鸣等症。

〈用法用量〉口服：每次空腹温服20～30ml，日服2次。

注意事项：阳虚畏寒者慎服。

处方来源 《滋补药酒精萃》

乌须酒Ⅰ

〈处　　方〉生地黄120g • 制首乌120g • 熟地黄60g • 天门冬60g • 枸杞子60g • 当归60g • 麦门冬240g • 人参30g • 牛膝30g • 黄米2kg • 建曲50g

〈制　　法〉将前9味共制为末，加入曲（压细），拌黄米饭，按常法酿酒。酒熟，压去渣，即可服用。也可将前9味切片，加入7L白酒，密封浸泡7日即可。

〈功能主治〉泽肌肤，乌毛发，滋补肝肾。用于精血不足、阴亏气弱所致的须发早白、面色少华、周身疲倦、腰膝酸软、头眩耳鸣等症。

〈用法用量〉口服：每日清晨服10～20ml。

注意事项：服用期间忌食萝卜、葱、蒜。

处方来源 清·《万病回春》

〔附　　记〕平素体质偏于气阴不足而无明显症状者，亦可饮之。

乌须酒Ⅱ

〔处　　方〕制赤何首乌250g • 制白何首乌250g • 生地黄60g • 生姜汁60g • 红枣45g • 胡桃肉45g • 莲子肉45g • 当归30g • 枸杞子30g • 麦门冬15g • 蜂蜜45g • 米酒5L

〔制　　法〕将前11味，除生姜汁、蜂蜜外，其余各药加工捣碎或切薄片，混匀，入布袋，与生姜汁一起置容器中，加入米酒，密封，每日振摇数下，浸泡14天后，过滤去渣，加入蜂蜜，拌匀，即成。

〔功能主治〕补益精血，乌须黑发，延年益寿。用于须发早白、腰膝酸软、头眩耳鸣、疲倦等症。

〔用法用量〕口服：每次20ml，日服2次。

注意事项：阳虚畏寒者忌服。

处方来源 《药酒汇编》

乌须黑发药酒

〔处　　方〕当归12g • 枸杞子12g • 生地黄12g • 人参12g • 莲心12g • 桑椹12g • 制首乌12g • 五加皮10g • 黑豆（炒香）25g • 槐角子8g • 没食子8g • 旱莲10g • 白酒1.5L

〔制　　法〕将前12味切片或捣碎，入布袋，置容器中，加入白酒，密封，浸泡21天后，压榨以滤取澄清液，贮瓶备用。药渣晒干，共研细本，为丸，如梧桐子大，备用。

〔功能主治〕补肝肾，益气血，祛风湿，乌须发，固肾气。用于肾气不固、肝肾不足、气血虚弱所致的腰酸、头晕、遗精、须发早白、乏力等症。

〔用法用量〕口服：每日适量饮用，并送服丸药。

处方来源 《百病中医药酒疗法》

巨胜酒

〔处　　方〕黑芝麻300g • 薏苡仁300g • 生地黄480g • 白酒5L

〔制　　法〕将黑芝麻炒香，薏苡仁炒至略黄，此2味并捣烂，与切碎的生地黄共入布袋，置容器中，加入白酒，密封，浸泡10日后，过滤去渣，即成。

〔功能主治〕补肝肾，润五脏，填精髓，祛湿气。用于气虚脾弱、腰膝疼痛、神经衰弱、健忘、须发早白等症。

〔用法用量〕口服：每次20ml，日服2次。

处方来源 《药酒汇编》

叶酸桑椹酒

〔处　　方〕三叶酸250g • 黑桑椹250g • 白酒1.5L

〔制　　法〕将前2味捣碎，置容器中，加入白酒，密封，浸泡7天后，即可取用。

〔功能主治〕润五脏，调气血，乌须发。用于须发早白、腰酸、头晕目眩、燥热咳嗽、口渴、小便不利、耳鸣等症。

〔用法用量〕口服：每次15～30ml，日服3次。

处方来源 《药酒验方选》

羊不吃草酒

〔处　　方〕女贞子500g • 糯米3kg

〔制　　法〕上药拌匀蒸熟，以酒曲造成酒，或改为冷浸法，即以适量女贞子加酒浸泡7日使用。

〔功能主治〕滋补肝肾，明目乌须，延年益寿。适用于肝肾阴虚、腰酸、头晕耳鸣、须发早白、视物不明等症。

〔用法用量〕口服：每次20ml，日服2次。

处方来源　明·《医便》

〔附　记〕在中药里，有两种冬青子，名同而实异，一种是木樨科植物女贞的果实，该药常称做女贞子；另一种是冬青科植物冬青的果实。前者甘苦性凉，为清补之品，可滋肾益肝，养阴明目；后者也是甘苦性凉之药，但以祛风补虚为其功效，两药都可用来制备药酒。本方所载冬青子酒，使用的是木樨科女贞的果实，即女贞子。据现代药理研究，女贞子所含的柳得洛苷，具有除疲劳的作用，女贞子的醇制剂能明显对抗化疗时的白细胞下降，具有升高白细胞的作用，女贞子还可增加心脏冠脉血流量，并具有一定的抗癌作用。《医便》冬青子酒的补益延年作用，与女贞子上述药理作用有一定关系。

地术酒

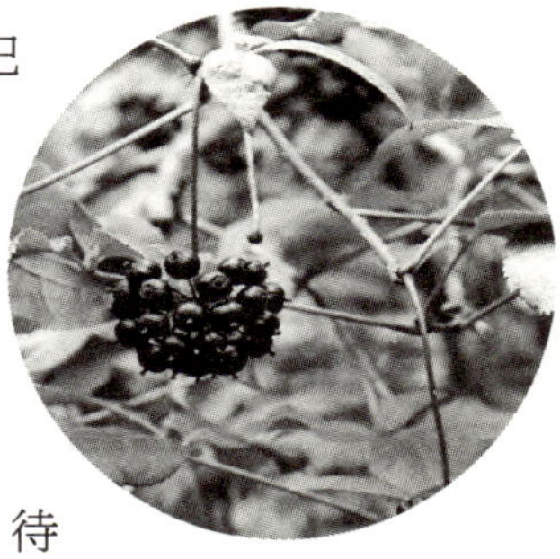

〔处　方〕生地黄40g • 白术30g • 枸杞子24g • 五加皮20g • 甘草12g • 糯米600g • 细曲50g

〔制　法〕将前5味切薄片，细曲研末，备用。将药置砂锅中，加水煮至1.6L，去渣，倒入容器中，待冷；糯米洗净，蒸饭，待冷，入细曲，拌匀，置容器中，拌匀，密封，置保温处，如常法酿酒。21日后药酒即熟，去渣，即成。

〔功能主治〕补肝肾，和脾胃，乌发明目。用于腰膝酸软、视物模糊、须发早白、小便淋漓、脾虚泄泻、食欲缺乏、胸腹胀满等症。

〔用法用量〕口服：每次服15～30ml，日服3次，或不拘时候，随量饮之。

处方来源　《药酒汇编》

地黄年青酒Ⅱ

〔处　　方〕熟地黄20g • 万年青30g • 桑椹24g • 黑芝麻12g • 怀山药40g • 南烛子8g • 花椒6g • 白果15g • 白酒1.5L

〔制　　法〕将前8味捣碎或切薄片，入布袋，置容器中，加入白酒，密封浸泡7天后，过滤去渣，即成。

〔功能主治〕补肝肾，益精血，乌须发，聪耳明目。用于肝肾亏损、须发早白、视听下降、未老先衰等。

〔用法用量〕口服：每次空腹温服20ml，日服2次。

注意事项：忌食萝卜。

处方来源　《百病中医药酒疗法》

地膝酒

〔处　　方〕熟地黄200g • 南五加皮200g • 怀牛膝200g • 细曲200g • 糯米2kg

〔制　　法〕将前3味置砂锅中，加水5L，煎至3L，待冷，倒入坛中；糯米蒸饭，待冷，细曲（先研细末）入坛中，拌匀，密封，置保温处，如常法酿酒。至14日后，去渣，即成。或将前三味切片，加入5L白酒，密封浸泡7日即可。

〔功能主治〕滋肝肾，壮筋骨，乌须发，健身益寿。用于容颜无华、须发早白、筋骨软弱、两足无力。

〔用法用量〕口服：每次15～20ml，日服3次。

处方来源　《药酒汇编》

〔附　　记〕一方熟地黄用400g，糯米2.5kg，余同上。

百岁酒

〔处　　方〕黄芪（蜜炙）60g • 茯神60g • 当归36g • 党参30g • 麦门冬30g • 茯苓30g • 白术30g • 枣皮30g • 川芎30g • 龟胶30g • 防风30g • 枸杞子30g • 广陈皮30g • 熟地黄36g • 肉桂18g • 五味子24g • 羌活24g • 红枣100g • 冰糖100g • 高粱酒10L

〔制　　法〕将前18味捣碎或切薄片，置容器中加入高粱酒和冰糖，密封，隔水煮一柱香时（亦可不煮），取出，埋入土中7日以出火毒。过滤去渣，即成。

〔功能主治〕益气血，补肝肾，健脾胃，宁神志。用于须发早白。

〔用法用量〕口服：每次15～30ml，日服3次。或适量饮用，勿醉。

处方来源　《药方杂录》

〔附　　记〕《药方杂录》云："余在甘肃、昭齐礼堂军门填授一药酒方，谓可治聋、明目、黑发、驻颜。余服之一月，目力顿觉胜前。军门云：此方名周公百岁酒，其方得之塞上，周翁自言服此方四十年，寿已逾百岁，翁家三代皆取此酒，拍承无七十岁以下人。余在粤西，刻布此方，僚采军民服者皆有效，遂名梁公酒，有名医熟玩此方，久而憬然，曰：水火既济，真是良方，其制胜全在羌活一味，此新谓小无不入，大无不通，非神识手，莫能用此也，自是而日3服，至今已八年，未几余引疾归田，侨居南浦，有患3年疟者，乞此酒一瓶，饮之前后凡两人，皆应手霍然。而浦人不以为然，至有訾其方者曰，此十八味平平无奇。余闻之而齿冷而已。余同怀弟灌文、广文素嗜饮，中年以后已戎酒痨。每日啜粥不过一勺，颜色憔悴，骨立如柴，医家皆望而欲走，适其长子元振在余桂林署中将此方寄之，灌文以绍兴酒代之，日饮数杯，以次递加，半月后，眠食渐进，一月后遂复元。客秋余口福州相见，则清健较胜十年前，而豪饮如故。据言并未服他药，只常服此酒日约3斤，已5年矣。夫绍兴酒之力，固不及烧酒之厚，然服烧酒者日以两计，服绍酒者日以斤计，则其力以足相致，故其效并同也。余五十岁时鬓及早白，须亦苍然，自取此酒之后，白发竟为稍变，初亦不觉，惟剃头时，自见所落发不计似以前之白；始知黑发已有可据，惟白须如旧。"常服此酒，还有强身健体，益寿延年之效。

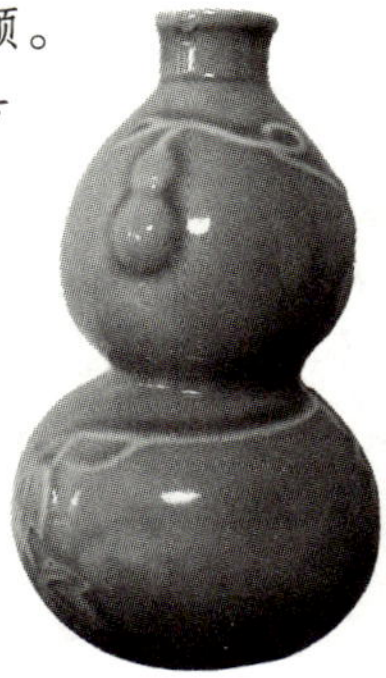

补血顺气药酒

〔处　　方〕天门冬120g • 麦门冬120g • 怀生地250g • 熟地黄250g • 人参60g • 白茯苓60g • 枸杞子60g • 砂仁20g • 木香15g • 沉香9g • 白酒8L

〔制　　法〕将前10味共制为粉末或切薄片，入布袋，置容器中，加入白酒加盖，浸泡3天后，用文火再隔水煮半小时，以酒色转黑为宜。密封，再继续浸泡1～2天后，过滤去渣，即成。

〔功能主治〕滋阴益气，理气和中。用于气血不足、乏力短气、面色无华、须发早白、精神不振、脾胃不和、脘满食少等症。

〔用法用量〕口服：不拘时候，适量饮用，勿醉。

注意事项：忌食萝卜、葱、蒜。

处方来源　明·《医便》

〔附　　记〕如有热象，可去木香，人参减半。

何首乌酒Ⅱ

〔处　　方〕制何首乌100g • 白酒500ml

〔制　　法〕将上药为末或切片，置容器中，加入白酒，密封，每日振摇2次，浸泡10天后，过滤去渣，即成。

〔功能主治〕养血，补肝肾。用于须发早白、血虚头晕、眼花、腰酸带下等。

〔用法用量〕口服：每次20ml，日服2次。

处方来源　《民间百病良方》

龟台四童酒

〔处　　方〕胡麻仁300g • 黄精350g • 天门冬250g • 白术250g • 朱砂10g • 桃仁150g • 茯苓200g • 糯米5kg • 酒曲320g

〔制　　法〕将前7味，除朱砂外，均置砂锅中，加水煎至500ml；糯米浸湿，沥干，蒸饭，待冷，置坛中，加入药汁和酒曲（先研细末），拌和均匀，密封，21日后，酒熟，用纱布去渣，贮入瓶中。将采砂研末，倒入酒瓶中，拌匀，待澄清后，即可饮用。也可将前7味切片或打碎，加入12kg白酒，密封浸泡7日即得。

〔功能主治〕悦容颜，乌须发，壮精神，安五脏，健身益寿。用于容颜憔悴、须发早白、头晕眼花、体倦食少、多梦惊悸等症。

〔用法用量〕口服：每次空腹温服10～25ml，每日早、中、晚各服1次。

处方来源　明·《遵生八笺》

〔附　　记〕精血亏虚体弱者，经常服用，有“强身健体、延年益寿”之功。

固本地黄酒

〔处　　方〕生地黄30g • 熟地黄30g • 天门冬30g • 麦门冬30g • 白茯苓30g • 人参30g • 白酒1L

〔制　　法〕将前6味捣碎，置容器中，加入白酒，密封，浸泡3天后，再用文火煮沸，以酒色变黑为度，埋入土中7日以去火毒，取出，过滤去渣，即成。

〔功能主治〕补益精血，乌须发，壮精神。用于须发早白、头晕眼花、多梦惊悸等症。

〔用法用量〕口服：每次空腹服15～30ml，日服3次，或不拘时，随量饮之。

处方来源　明·《普济方》

经验乌须酒

〔处　　方〕枸杞子200g • 生地黄汁300ml • 白酒1.5L

〔制　　法〕大枸杞子要每年冬壬癸日，面东采摘红肥者，捣破，同酒盛于磁器内，浸泡21天足，开封，添生地黄汁搅匀，各以纸三层封其口，候至立春前30日开瓶饮用。

〔功能主治〕滋肝肾，乌须发，身轻体健。用于须发早白。

〔用法用量〕口服：每次空腹暖饮20～30ml，日服2次。

注意事项：勿食三白。

处方来源 清·《万病回春》

养血乌发酒

〈处　　方〉制首乌30g • 熟地黄30g • 当归15g • 白酒1L

〈制　　法〉上药研为粗末或切薄片，纱布袋装，扎口，白酒浸泡15日后取出药袋，压榨液，两液混合，静置，过滤后装瓶即得。

〈功能主治〉养精血，乌须发。用于精血不足、未老先衰、须发早白。

〈用法用量〉口服：每次15～30ml，日服1～2次。

处方来源 《山东中医杂志》

〈附　　记〉有用此药酒治疗36例，病程5～10年，其中局限性白发20例，弥散性白发16例，结果痊愈24例，好转8例，总有效率达88.89%。

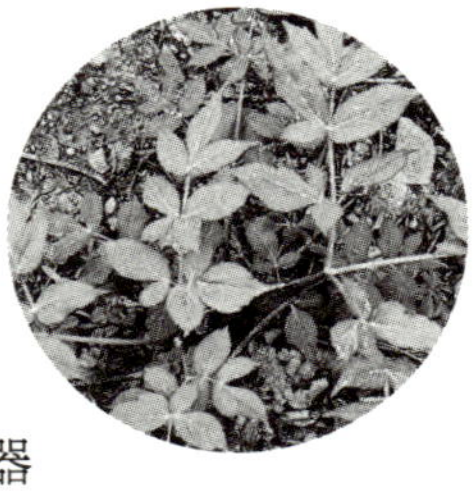

首乌当归酒

〈处　　方〉制何首乌30g • 熟地黄30g • 当归15g • 白酒1L

〈制　　法〉将前3味洗净，切碎，入布袋，置容器中，加入白酒，密封，每日振摇数下，浸泡14天后，过滤去渣，即成。

〈功能主治〉补肝肾，益精血。用于须发早白、腰酸、头晕、耳鸣等症。

〈用法用量〉口服：每次10～15ml，日服2次。

处方来源 《民间百病良方》

首乌黑豆酒

〈处　　方〉制首乌90g • 熟地黄45g • 生地黄45g • 天门冬45g • 麦门冬45g • 枸杞子30g • 牛膝30g • 当归30g • 女贞子30g • 黑豆（炒香）60g • 白酒4L

〈制　　法〉将前10味捣碎或切薄片，入布袋，置容器中，加入白酒，密封浸泡15天后，过滤去渣，即成。

〔功能主治〕补肝益肾，生发乌发。用于青年脱发和白发等症。

〔用法用量〕口服：每次20ml，日服2次。

处方来源 《药酒汇编》

枸杞地黄酒

〔处　　方〕枸杞子60g • 黑芝麻30g •（炒）生地黄汁80ml • 白酒1L

〔制　　法〕将枸杞子捣碎，与黑芝麻同置容器中，加入白酒，密封，浸泡20天，再加入地黄汁，搅匀，密封，浸泡30天后，过滤去渣即成。

〔功能主治〕滋阴养肝，乌须健身，凉血清热。用于阴虚血热、头晕目眩、须发早白、口舌干燥等症。

〔用法用量〕口服：每次空腹服20～30ml，日服2次。

处方来源 《早间百病良方》

枸杞麻仁酒Ⅰ

〔处　　方〕枸杞子500g • 生地黄300g • 胡麻仁300g • 火麻仁150g • 糯米1.5kg • 酒曲120g

〔制　　法〕将枸杞子拍碎，置砂锅中，加水3L，煎至2L，倒入坛中待冷；糯米蒸熟；生地、酒曲捣为未，胡麻仁、火麻仁蒸熟捣烂，共入坛中，拌匀。密封，14日后，去渣即成。

〔功能主治〕滋肝肾，补精髓，润五脏，养血益气。用于须发早白、虚羸黄瘦、食欲不振、中年腰膝酸软。

〔用法用量〕口服：每次适量饮之，以不醉为度。日服3次。

处方来源 《药酒汇编》

耐老酒

〔处　　方〕生地黄250g • 枸杞子250g • 滁菊花250g • 糯米2.5kg • 细曲200g

〔制　　法〕将前3味加工捣碎或切薄片，置炒锅中，加水5L，煎至

2.5L，倒入净瓶中，待冷备用；细曲碎为粗末，备用；再将糯米洗净，蒸煮，沥半干，待冷后，拌入细曲末，然后倒人药坛内，与药汁拌匀，密封，置保温处，经21天后，酒熟，去渣，贮瓶备用。

〔功能主治〕滋肝肾，补精髓，延年益寿。用于肝肾不足所致的头晕目眩、须发早白、腰膝酸软等症。

〔用法用量〕口服：每次空腹温服20～25ml，每日早、中、晚各服1次，以瘥为度。

处方来源　《药酒汇编》

〔附　　记〕阴虚久生内热、老年肝肾不足者经常饮用此药酒，能达到“防病治病、延年益寿”之功。

康壮酒

〔处　　方〕枸杞子45g • 菊花45g • 熟地黄45g • 炒陈曲45g • 肉苁蓉36g • 白酒1.5L

〔制　　法〕将前5味捣碎为粗末或切薄片，入布袋，置容器中，加入白酒密封，浸泡7天后，过滤去渣，加入凉白开水100ml，混匀，即成。

〔功能主治〕滋补肝肾，助阳。用于须发早白、神疲乏力、腰膝酸软等症。

〔用法用量〕口服：不拘时，随量，空腹温服。

处方来源　《药酒汇编》

〔附　　记〕一方除炒陈曲，加炒陈皮、肉桂各45g。余同上。

常春酒Ⅱ

〔处　　方〕常春果200g • 枸杞子200g • 白酒1.5L

〔制　　法〕将前2味拍裂，入布袋，置容器中，加入白酒，密封浸泡7天后，过滤去渣，即成。

〔功能主治〕益精血，乌须发，悦颜色，强腰膝。用于须发早白、身体虚弱、腰冷痛、妇女经闭等。

〔用法用量〕口服：每次20～40ml，日服3次。

处方来源 《民间百病良方》

黄精门冬酒

〔处　　方〕黄精20g • 天门冬（去心）15g • 白术20g • 松叶30g • 枸杞子根15g

〔制　　法〕上药切碎，以水30L，煮取汁10L，浸曲500g，炊米10kg，如常法酿酒，候熟压取酒汁。或将以上各药切片，加入1L白酒密封浸泡7天即可。

〔功能主治〕强壮筋骨，补益精髓，延年补养。用于使发白再黑、齿落更生。主万病。

〔用法用量〕口服：每次20ml，日服2次。

注意事项：忌桃、李、雀肉。

处方来源 宋·《太平圣惠方》

鹤龄酒

〔处　　方〕枸杞子120g • 制首乌120g • 当归60g • 天门冬60g • 生地黄60g • 党参20g • 菟丝子20g • 补骨脂20g • 山茱萸20g • 怀牛膝90g • 蜂蜜120g • 白酒3L

〔制　　法〕将前10味共制为粗末或切薄片，入布袋，置容器中，加入白酒盖好，置文火上煮沸，取下候冷，密封，埋入土中7日以去火毒，取出过滤去渣，加入蜂蜜，拌匀，即成。

〔功能主治〕补肝肾，益精血。用于未老先衰、腰膝酸软、筋骨无力、眼目昏花、齿落、食欲不振、须发早白、精神萎靡等。

〔用法用量〕口服：每次20ml，日服3次。

处方来源 《临床验方集》

第四章 养颜嫩肤药酒

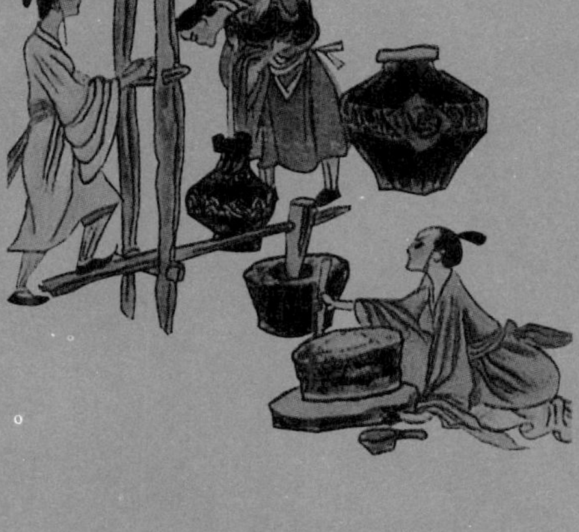

美好的容颜，健康的肤色，白皙嫩鲜的皮肤，是身体强壮的重要标志，也是人体外在美的重要体现。凡此皆取决于人体气血的强弱。若气血旺盛、精力充沛、心情舒畅、注重摄取，方能使人面色光华、色若桃花、容如少女、青春常驻。反之若体质虚弱，尤其病后、产后，往往可使人之气血亏损、皮肤颜色萎黄无华、粗糙失嫩。养颜嫩肤药酒是为皮肤粗糙失嫩、萎黄无华症而设。

三圣酒Ⅱ

〈处　　方〉白人参20g • 怀山药20g • 白术20g • 白酒500ml

〈制　　法〉将前3味切片，入布袋，置容器中，加入白酒，盖好，以文火煮百沸，取下待冷，密封，浸泡3~5天后，过滤去渣，即成。

〈功能主治〉补元气，健脾胃。用于久病体虚、脾胃虚弱、面色不华，倦息乏力、食欲缺乏等症。

〈用法用量〉口服：每次空腹温服10～15ml，日服3次。

处方来源　《药酒汇编》

玉液酒

〈处　　方〉生猪板油50g • 蜂蜜10～20g • 白酒500ml

〈制　　法〉将猪板油切碎，置容器中，加入白酒和蜂蜜，盖好，置文火上煮数百沸，取下待温，过滤去渣，备用。

〈功能主治〉润肺生肤，泽肤美发。用于老年人肺虚久咳、肌肤粗糙、毛发枯黄等证。

〈用法用量〉口服：每次空腹温服20ml，日服3次。

注意事项：痰湿内停者慎用。

处方来源　《民间百病良方》

归元酒Ⅱ

〈处　　方〉当归15g • 桂圆肉15g • 白酒500ml

〈制　　法〉将前2味置容器中，加入白酒，密封，浸泡7天后，过滤去渣，即成。

〔功能主治〕养血益颜。用于黑色素沉着、皮肤老化等。

〔用法用量〕口服：每晚睡前服20ml。

处方来源 《民间百病良方》

归芪白芍酒

〔处　　方〕当归24g • 黄芪12g • 白芍12g • 白术8g • 冰糖20g • 白酒600ml

〔制　　法〕将前4味捣碎或切薄片，入布袋，置容器中，加入白酒，密封，每日振摇1次，浸泡21天后，去药袋，加入冰糖，溶化后，滤过，即成。

〔功能主治〕补血养气。用于内伤劳倦、脾虚泄泻、食欲不振、面色不华、精神萎靡、血虚羸弱、眩晕头痛等。

〔用法用量〕口服：每次空腹温服20ml，日服2次。

处方来源 《药酒汇编》

四补酒

〔处　　方〕柏子仁30g • 制首乌30g • 肉苁蓉30g • 牛膝30g • 白酒1L

〔制　　法〕将前4味捣碎或切薄片，置容器中，加入白酒，密封，每日振摇1次，浸泡20天后，过滤去渣，即成。

〔功能主治〕益气血，补五脏，悦颜色。用于气血不足、面色不华、心慌气短等。

〔用法用量〕口服：每次10～20ml，日服2次。

处方来源 《药酒汇编》

白鸽滋养酒

〔处　　方〕白鸽1只 • 血竭30g • 黄酒1L

〔制　　法〕将白鸽去毛及肠杂，洗净，纳血竭（研末）于鸽腹内针线缝合，入砂锅中，倒入黄酒，煮数沸令熟，候温，备用。

〔功能主治〕活血行瘀，补血养颜。用于干血痨（面目黑暗、骨蒸潮热、盗汗、颧红、肤糙肌瘦、月经涩少）。

〔用法用量〕口服：每次15ml，日服2次，鸽肉分2次食之。

处方来源 《民间百病良方》

地杞血藤酒

〔处　　方〕熟地黄60g • 枸杞子60g • 何首乌60g • 鸡血藤60g • 全当归60g • 白酒2.5L

〔制　　法〕将前5味共制为粗末或切薄片，置容器中，加入白酒。密封，经常摇动数下，浸泡14天后，过滤去渣，即成。

〔功能主治〕补肝肾，填精血。用于腰膝酸软、面容萎黄、体倦乏力、精神不振等症。

〔用法用量〕口服：每次空腹服10～20ml，日服3次。

处方来源 《药酒汇编》

地黄糯米酒

〔处　　方〕干地黄1.5kg • 糯米2.5kg • 酒曲180g

〔制　　法〕将地黄略蒸后捣碎，酒曲研末，备用。糯米淘洗，沥干，蒸饭，待温，置容器中，加入地黄、酒曲拌匀，密封，保温，约经21日后酒熟，去渣，即成。

〔功能主治〕补肝肾，滋阴血，乌须发，延年益寿。用于肝肾阴血不足所致的腰酸腿软、耳鸣目眩、月经不调、须发早白、面色无华、脾胃虚弱、食后不消、身感乏力等症。

〔用法用量〕口服：每次随量饮之，勿醉，日服3次。

处方来源 宋·《太平圣惠方》

〔附　　记〕本方还有补益增白作用。

补仙酒

〔处　　方〕生地黄30g • 菊花30g • 当归30g • 牛膝15g • 红砂糖200g • 白酒500ml • 糯米甜酒500ml • 食醋20ml

〔制　　法〕以食醋将红砂糖调匀，一同加入酒内，将其余药物一同装入纱布袋中，扎口，浸泡酒中，密封7日后取用。

〔功能主治〕补肝肾，益阴血。用于老年人精血亏损、容颜憔悴。

〔用法用量〕口服：每次20ml，日服2次。老年人若血压不高，可长期服用。

处方来源　《经验良方全集》

鸡子美容酒

〔处　　方〕鸡子3枚 • 白酒500ml

〔制　　法〕将鸡蛋敲破，混入白酒中，密封，浸泡28天后，备用。

〔功能主治〕美容。用于面色无华、惟恐憔悴。

〔用法用量〕外用：取此酒涂面，每日早、晚各1次。

处方来源　唐 •《外台秘要》

矾石酒

〔处　　方〕矾石（烧炼各半）60g • 石膏30g • 代赭石30g • 淮山药30g • 蜀椒30g • 远志30g • 狼毒30g • 半夏（洗）30g • 芒硝30g • 玄参30g • 麻黄30g • 防风30g • 桔梗30g • 干地黄30g • 秦艽30g • 石楠叶30g • 石韦30g • 黄连30g • 莽草30g • 寒水石30g • 菟丝子30g • 炙甘草30g • 白石英45g • 杏仁（云皮尖）50g • 酒曲1.5kg • 糯米3kg

〔制　　法〕将前24味共制为粗末或切薄片，入布袋，待用；再将糯米淘洗净，沥干，蒸饭，待温，入酒曲拌匀入瓮中，密封，保温，待酒熟后，取药袋入酒中，密封，浸泡7～10天后，过滤去渣，即成。或将药袋置容器中，加入白酒5L，密封，浸泡7～10天后，过滤去渣，即得。

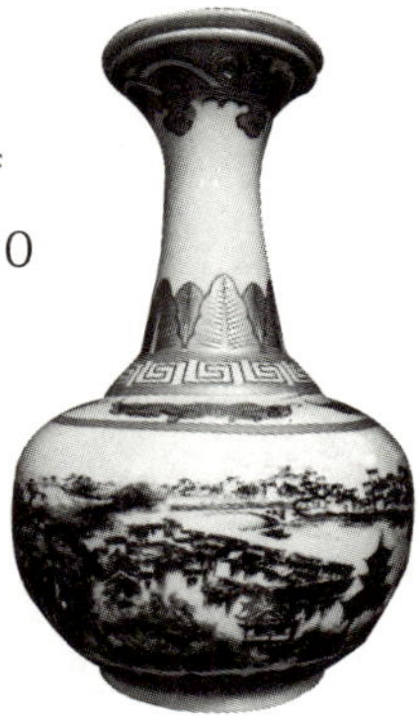

〔功能主治〕祛邪润肤，悦色驻颜。用于体质虚弱、感受风湿、腰酸肢困、面色无华等症。

〈用法用量〉口服：每次10～15ml，日服2次。

处方来源 唐·《千金翼方》

固本酒Ⅱ

〈处　　方〉人参30g • 熟地黄30g • 生地黄30g • 麦门冬30g • 天门冬20g • 云茯苓20g • 白酒1.5L

〈制　　法〉将前6味共制为粗末或切片，置容器中，加入白酒，密封，浸泡3日后，再置炉火上，先文火后武火。煮至酒色变黑为度，待冷埋入土中3日，取出，过滤去渣，即成。

〈功能主治〉悦容颜，增精神，壮气力，滋阴补虚。用于毛枯发白、面容憔悴、精神不振、腰酸膝困。

〈用法用量〉口服：每次空腹服10～20ml，日服2次。或随量饮服，以不醉为度。

处方来源 明·《普济方》

参术酒Ⅲ

〈处　　方〉党参30g • 炙甘草30g • 红枣30g • 炒白术40g • 生姜20g • 白茯苓40g • 黄酒2L

〈制　　法〉将前6味共研为粗末或切薄片，置容器中，加入黄酒，密封，浸泡5～7天后，过滤去渣，即成。

〈功能主治〉益气健脾。用于脾胃气虚、食少便溏、面色萎黄、四肢乏力等。

〈用法用量〉口服：每次5～30ml，日服2次。

处方来源 《药酒汇编》

参归补虚酒

〈处　　方〉全当归25g • 白术25g • 川芎10g • 人参15g • 生地黄15g • 炒白芍18g • 炙甘草20g • 云茯苓20g • 五加皮25g • 红枣35g • 核桃肉35g • 白酒2L

〈制　　法〉将前11味共研细粒或切片，入布袋，置容器中，加入白酒浸泡，盖严，隔水加热煮1小时后，取下待冷，密封，埋入土中5天以出火毒，取出静置7天，过滤去渣，即成。

〔功能主治〕补气和血，调脾胃，悦颜色。用于气血两虚、面黄肌瘦、食欲不振、精神萎靡等。

〔用法用量〕口服：每次温服10～15ml，日服2次。

处方来源 《药酒汇编》

参芪酒Ⅱ

〔处　　方〕党参30g • 黄芪30g • 怀山药20g • 白茯苓20g • 扁豆20g • 白术20g • 甘草20g • 红枣15g • 白酒1.5L

〔制　　法〕将前8味共制为粉末或切片，入布袋，置容器中，加入白酒，密封，每日振摇1次，浸泡14天后，过滤去渣，即成。

〔功能主治〕益气健脾，养血悦色。用于气虚无力、面色无华、不思饮食等症。

〔用法用量〕口服：每次温服10～15ml，日服2次。

注意事项：外感发热者忌服。

处方来源 《药酒汇编》

参杞酒Ⅲ

〔处　　方〕枸杞子汁100ml • 生地黄汁100ml • 麦门冬汁60ml • 杏仁汤（去皮尖）30ml • 人参20g • 白茯苓30g • 白酒100ml

〔制　　法〕将白酒倒入容器中，再将人参、白茯苓捣碎，与上各药汁（汤）一同倒入白酒内，混匀密封，浸泡15天后，过滤去渣，即成。

〔功能主治〕益精固髓，滋阴明目，润五脏，延年益寿。用于肾虚精亏、腰困体倦、阳痿不起、食欲不振、耳聋目昏、面色无华、憔悴、肌肤粗糙、大便秘结等症。

〔用法用量〕口服：每次10～15ml，日服2次。

处方来源 《药酒汇编》

参杞酒Ⅳ

〔处　　方〕党参25g • 枸杞子25g • 米酒500ml

〔制　　法〕将党参拍裂切片，枸杞子洗净，晾干，共置容器中，加入米酒，密封，浸泡7天后，过滤去渣。即成。

〔功能主治〕补气健脾，养肝益胃。用于脾胃气虚、血虚萎黄、食欲不振、肢体倦怠、腰酸头晕等症。

〔用法用量〕口服：每次服10～15ml，日服3次。

注意事项：感冒发热者慎服。

处方来源　《民间百病良方》

参桂酒Ⅱ

〔处　　方〕人参50g • 肉桂50g • 白酒1L

〔制　　法〕将前2味洗净，切碎，置容器中，加入白酒，密封，浸泡7天后，即可取用。

〔功能主治〕补气益虚，温通经脉。用于中气不足、手足麻木、面黄肌瘦、精神萎靡、食欲不振等症。

〔用法用量〕口服：每次20～30ml，日服2次。

注意事项：阴虚火旺者忌服。

处方来源　《药酒汇编》

养荣酒Ⅱ

〔处　　方〕白茯苓25g • 白菊花25g • 石菖蒲25g • 天门冬25g • 白术25g • 生地黄25g • 黄精25g • 人参15g • 肉桂15g • 牛膝15g • 白酒2L

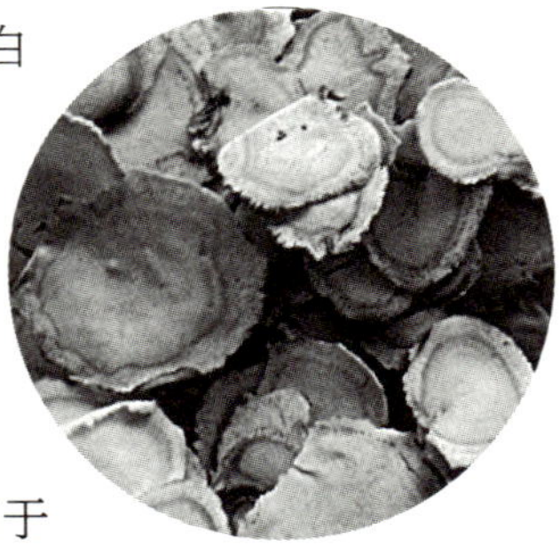

〔制　　法〕将前10味共制为粗末或切薄片，入布袋，置容器中，加入白酒密封，浸泡7天后即可饮用。

〔功能主治〕补虚损，壮力气，泽肌肤。用于体虚乏力、面容憔悴。

〔用法用量〕口服：每次空腹温服10～15ml，日服2次。

处方来源 《药酒汇编》

美容酒

〔处　　方〕人参30g • 当归30g • 玉竹30g • 黄精30g • 制何首乌30g • 枸杞子30g • 黄酒1.5L

〔制　　法〕将前6味切片或捣碎，置容器中，加入黄酒，密封，经常摇动，浸泡7天后，过滤去渣，即成。

〔功能主治〕润肤乌发，健身益寿。用于容颜憔悴、面色不华、身体羸弱、皮肤毛发干燥、须发枯槁等症。

〔用法用量〕口服：每次20ml，日服2次。

处方来源 《药酒汇编》

枸杞麻仁酒Ⅱ

〔处　　方〕枸杞子75g • 火麻仁75g • 生地黄45g • 白酒1.5L

〔制　　法〕将前3味捣碎或切薄片，蒸熟，摊开晾去热气后置容器中，加入白酒，密封，浸泡7日后，过滤去渣，即成。

〔功能主治〕滋阴养血，润肠通便。用于身体羸弱、肠燥便秘、面色萎黄、倦怠乏力、头晕目眩、口干食少等症。

〔用法用量〕口服：每次15～30ml，日服2次，或不拘时，随量饮之。

处方来源 《药酒汇编》

核桃杜仲酒

〔处　　方〕核桃仁120g • 制杜仲60g • 小茴香30g • 白酒2L

〔制　　法〕将前3味粗碎，入布袋，置容器中，加入白酒，密封每日振摇数下，浸泡15天后，过滤去渣，即成。

〔功能主治〕补肾壮腰。用于腰膝酸痛、四肢无力、面色无华、体倦等症。

〔用法用量〕口服：每次20ml，日服2次。

处方来源 《药酒汇编》

桂圆和气酒

〔处　　方〕桂圆肉250g • 枸杞子120g • 当归30g • 菊花30g • 白酒3.5L

〔制　　法〕将前4味，入布袋，置容器中，加入白酒，密封，浸泡30天后，过滤去渣，即成。

〔功能主治〕养血润肤，滋补肝肾。用于身体虚弱、皮肤粗糙、老化等。

〔用法用量〕口服：每次10～15ml，日服2次。

注意事项：身体强壮、内热甚者忌服。

处方来源 《药酒汇编》

桃仁朱砂酒

〔处　　方〕桃仁100g • 朱砂10g • 白酒500ml

〔制　　法〕先将桃仁烫浸去皮尖，炒黄研末，置容器中，加入白酒，密封，煮沸，冷后加入朱砂（先研细），搅匀，静置经宿，过滤去渣，即成。

〔功能主治〕活血安神。用于心悸怔忡、面色不华、筋脉挛急疼痛等。

〔用法用量〕口服：每次温服10～15ml，日服2次。

注意事项：忌过量服或持续服。

处方来源 《民间百病良方》

桃仁酒Ⅱ

〔处　　方〕桃仁100g • 白酒55ml

〔制　　法〕将上药捣碎，纳研钵中细研，入少许白酒，绞取汁，再研再绞，使桃仁尽即止；一并纳入小瓷瓮中，置于锅内，以重汤煮，着色黄如稀汤即可。

〔功能主治〕活血润肤，悦颜色。用于皮肤粗糙、老化等。

〔用法用量〕口服：每次20～30ml，日服2次。其味极美，女人服之更佳。

处方来源 宋·《太平圣惠方》

〔附　　记〕本药酒还有润肠通便之功，用于产后血虚便秘，如上法用之，效果亦佳。

桃花酒

〔处　　方〕桃花20g • 白酒250ml

〔制　　法〕将上药浸入白酒内浸泡3～5日即可取用。

〔功能主治〕活血润肤，益颜色。用于除百病、皮肤老化、肤色无华等。

〔用法用量〕口服：每次15ml，日服2次。或临睡前服20ml。

处方来源 明·《普济方》

〔附　　记〕桃花需在3月3日采。

逡巡酒

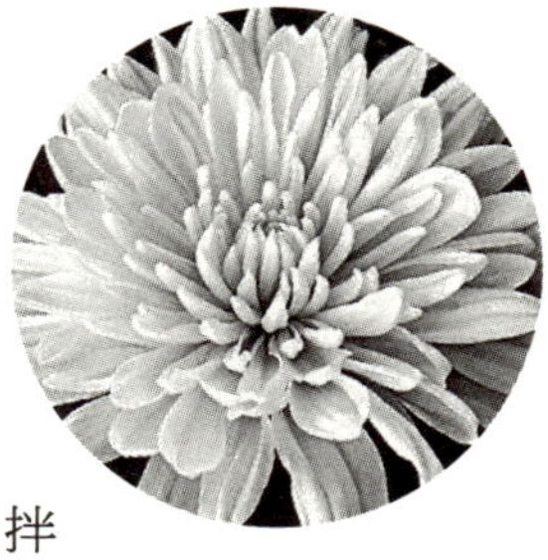

〔处　　方〕桃花100g • 马兰花180g • 芝麻花210g • 黄菊花310g • 腊水10L • 桃仁49枚 • 白面5kg • 酒曲适量

〔制　　法〕将前4花、桃仁（捣碎）、白面和腊水并置容器中，入曲（压末）拌匀，密封，发酵，49日酒熟，去渣，即成。

〔功能主治〕补虚益气，益寿耐老，悦色美容。用于一切风痹湿气及而容憔悴无华。

〔用法用量〕口服：每次30～50ml，口服2～3次。

处方来源 唐·《本草纲目》

〔附　　记〕桃花3月3日采，马兰花5月6日采，芝麻花6月6日采，黄菊花9月9日采，腊水12月8日采，桃仁春分时采。

猪膏酒

〔处　　方〕猪膏100g • 生姜汁10～20ml • 白酒500ml

〔制　　法〕将猪膏与生姜汁混合，用慢火煎至减半，入白酒混匀，滤过即成。

〔功能主治〕开胃健脾，温中通便。用于头晕目眩、两肋胀满、疼痛、大便不利、毛发枯黄、面色无华、口淡无味。

〔用法用量〕口服：每次空腹温服10～30ml，每日早晨、中午和晚上临睡前各服1次。

处方来源　唐·《备急千金要方》

雄鸡酒Ⅱ

〔处　　方〕黑雄鸡1只（理如食法，和五味炒香熟）• 白酒2L

〔制　　法〕将鸡投入酒中封口，经日取饮。

〔功能主治〕补益增白。用于新产妇、令人肤白。

〔用法用量〕口服：不拘时，随量饮酒食鸡肉。

处方来源　《民间百病良方》

第五章 五官科治疗用药酒

第一节
鼻疾用药酒

地黄酒Ⅵ

〈处　　方〉生地黄60g • 黄酒（或白酒）500ml

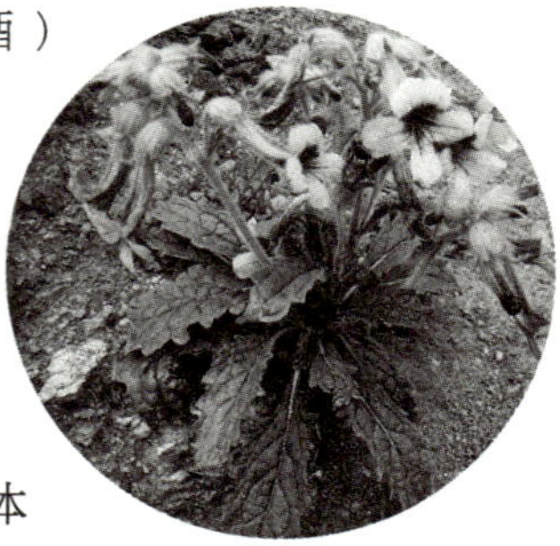

〈制　　法〉将上药切成薄片，置容器中，加入黄酒（或白酒），密封，浸泡7天后，过滤去渣，即成。

〈功能主治〉滋阴凉血，舒筋通络。用于肢体麻木、惊悸、劳损、吐血、鼻衄、妇女崩中、跌打损伤等。

〈用法用量〉口服：每于临睡前服10～30ml。血证即时服、日服3次。

处方来源　《民间百病良方》

〈附　　记〉血证用黄酒浸为宜。

芫花酊

〈处　　方〉芫花根（干品）30g • 75%乙醇100ml

〈制　　法〉将上药研为粗末，置容器中，加入75%乙醇，密封，浸泡15天后，去渣即成。

〈功能主治〉消肿解毒，活血止痛。用于鼻炎。

〈用法用量〉外用：用黄豆大小之干棉球，蘸芫花酒，拧干，外裹薄层消毒干棉花，塞入鼻腔内。棉卷之位置，以深塞为宜，过浅达不到治疗目的。对慢性鼻炎患者，可塞中隔与下甲之间，对副鼻窦患者，则塞中鼻道较好。若觉有刺激粘膜的灼热感后，5～10分钟取出，用温热生理盐水冲洗鼻腔。每日塞1次，每次持续1～2小时后取出或自行脱出。一般5次为1疗程。

处方来源　《中药制剂汇编》

壶芦酒

〔处　　方〕苦壶芦子（又名苦葫芦子）50g • 白酒100ml

〔制　　法〕将上药研细，置容器中，加入白酒，密封，浸泡3～7天后，过滤去渣，即成。

〔功能主治〕祛邪通窍。用于鼻塞、眼花疼痛、脑门痛。

〔用法用量〕外用：滴少许于患鼻中，日滴2次。

处方来源　清·《医部全录》

莱菔酒

〔处　　方〕莱菔（干品研末）10g（或莱菔汁100ml）• 白酒适量

〔制　　法〕莱菔末，每10g用白酒15ml；莱菔汁100ml，入白酒50ml。各先煎白酒百沸，再入莱菔末或汁，再煎一、二沸，即可。备用。

〔功能主治〕止衄。用于口、鼻、耳皆出血不止，或单纯鼻衄。

〔用法用量〕口服：1次（或去渣）顿服。求效再服。

处方来源　明·《普济方》

黑山栀酒

〔处　　方〕黑山栀50g • 三七末3g • 百草霜15g • 黄酒300ml

〔制　　法〕上药用黄酒煎至减半，去渣，备用。

〔功能主治〕消炎，活血，止血。用于鼻衄。

〔用法用量〕口服：每日1剂（重症2剂），分2～3次服。

注意事项：忌食辛辣油炸食物。

处方来源　临床经验方

滴鼻液

〔处　　方〕黄芩8g • 紫花地丁8g • 生甘草8g • 麻黄素15g • 尼泊金1.5g • 95%乙醇2L

〔制　　法〕将前3味切片，加蒸馏水（每次3L）煮沸1小时后过滤，再加水煮沸半小时，两次滤液合并混合约4L，放置24小时将沉淀物除掉，然后调pH6～7，用碳酸氢钠煮沸浓缩至1L左右，放冷后加95%乙醇再放置24小时后取出澄清液，减压回收乙醇至无醇味为止，然后加蒸馏水至3L，过滤，取得澄清液。加尼泊金及麻黄素，若似有混浊现象，可用滤纸再滤，即得红棕色的澄明液，分装，每瓶10ml。

〔功能主治〕通气消肿。用于鼻塞、头闷、涕多不利。

〔用法用量〕外用：滴鼻。每次滴1～2滴，日滴3次。

处方来源 《中药制剂汇编》

第二节 耳疾用药酒

山萸苁蓉酒Ⅱ

〔处　　方〕怀山药25g • 肉苁蓉60g • 五味子35g • 炒杜仲40g • 川牛膝30g • 菟丝子30g • 白茯苓30g • 泽泻30g • 熟地黄30g • 山萸肉30g • 巴戟天30g • 远志30g • 白酒2L

〔制　　法〕将前12味捣碎或切成薄片，入布袋，置容器中，加入白酒。密封。浸泡5～7天后，过滤去渣，即成。

〔功能主治〕滋补肝肾。用于肝肾亏损、头昏耳鸣、怔忡健忘、腰脚软弱、肢体不温等症。

〔用法用量〕口服：每次空腹服10～20ml，每日早、晚各服1次。

处方来源 《百病中医药酒疗法》

木瓜菖蒲酒

〔处　　方〕小茴香10g • 鲜石菖蒲20g • 九月菊20g • 鲜桑寄生20g • 白酒1.5L

〔制　　法〕将前5味捣碎或切成薄片，入布袋，置容器中，加入白酒，密封，浸泡7天后，过滤去渣，即成。

〔功能主治〕清心，柔肝补肾，化湿开窍。用于肝肾虚损引起的眩晕、耳鸣、消化不良、行走无力等症。

〔用法用量〕口服：每次温服10～15ml，日服2次。

处方来源 《药酒汇编》

半夏消炎酒

〔处　　方〕生半夏50g • 白酒150ml

〔制　　法〕将上药晒干、研成细粉，置容器中，加入白酒，密封浸泡24小时，取上清液，使用。

〔功能主治〕燥湿，消肿。用于急、慢性中耳炎等。

〔用法用量〕外用：先将患耳用生理盐水洗净，拭干，再滴入药酒数滴，每日滴1～2次。

处方来源 《民间百病良方》

四味秦艽酒Ⅱ

〔处　　方〕秦艽60g • 白芷60g • 旋覆花60g • 肉桂25g • 白酒1L

〔制　　法〕先将秦艽（去目，并闭口者）微炒出汗，再将前4味捣碎，置容器中，加入白酒，密封，浸泡5～7天后，过滤去渣，即成。

〔功能主治〕补肾温阳，祛风和血。用于肾虚耳鸣、咳逆喘急、头目昏痛。

〔用法用量〕口服：每次空腹温服10～20ml，日服2次。

处方来源 《百病中医药酒疗法》

地黄香杞酒

〔处　　方〕熟地黄120g • 沉香（研末）10g • 枸杞子60g • 高粱酒2L

〔制　　法〕将前3味切片置容器中，加入高粱酒，密封，浸泡10～15天后，即可取用。

〔功能主治〕补肝肾，益精血。用于肝肾阴亏或精血不足所引起的头昏目眩、目眵、多泪、面色无华、腰膝酸软、耳鸣耳聋、失眠多梦等症。

〔用法用量〕口服：每晚临睡前服15～30ml。

处方来源　《药酒汇编》

百岁长寿酒

〔处　　方〕麦门冬50g • 枸杞子50g • 白术50g • 党参50g • 茯苓50g • 陈皮30g • 当归30g • 川芎30g • 生地30g • 熟地30g • 枣皮30g • 羌活20g • 五味子20g • 肉桂10g • 大枣100g • 白酒5L • 冰糖1kg

〔制　　法〕将前15味捣碎或切成薄片，入布袋，置容器中，加入白酒，密封，隔水加热1.5小时，待温，开封后，再加入冰糖后，再次密封，将容器埋人土中7日。取出，过滤去渣，即成。

〔功能主治〕补五脏，调气血，聪耳明目。用于耳聋目昏、容颜憔悴、消瘦、老化等症。

〔用法用量〕口服：每次服10ml，日服3次。

处方来源　《中国当代中医名人志》

苍耳愈聋酒

〔处　　方〕苍耳子30g • 防风30g • 黄芪30g • 白茯苓30g • 独活30g • 牛蒡子（炒）30g • 大生地30g • 薏苡仁20g • 木通20g • 人参15g • 肉桂12g • 白酒2L

〔制　　法〕将前11味捣碎或切成薄片，入布袋，置容器中，加入白酒，密封浸泡7天后，过滤去渣，即成。

〔功能主治〕散风热，益气补肾。用于肾间风热、骨疼、耳聋、肾中实邪。

〔用法用量〕口服：每次服10～30ml，日服2次。

处方来源　宋·《圣济总录》

牡荆酒

〔处　　方〕牡荆子（微炒）250g • 白酒1.5L

〔制　　法〕将上药捣碎，置容器中，加入白酒，密封，浸泡7天后，过滤去渣，即成。

〔功能主治〕利气，化痰，开窍。用于耳聋（气滞型）。

〔用法用量〕口服：不拘时，随量饮之。虽久聋也效。

处方来源　宋·《圣济总录》

龟地酒

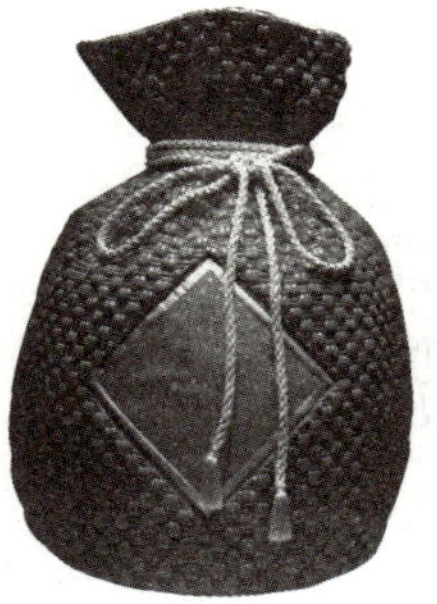

〔处　　方〕龟胶60g • 枸杞子60g • 生地黄60g • 石决明30g • 甘菊花30g • 白酒2L

〔制　　法〕将前5味共研为粗末或切成薄片，入布袋，置容器中。加入白酒，密封，浸泡14日后．过滤去渣，即成。

〔功能主治〕滋肾阴，平肝阳，清热明目。用于头晕目眩、耳鸣、失眠、多梦、视物模糊、腰膝酸软、咽干、面热等症。

〔用法用量〕口服：每次服10～20ml，日服2次。

处方来源　《药酒汇编》

怡神酒 I

〔处　　方〕木香（研末）3g • 糯米糠500g • 绿豆（捣碎）500g • 白酒5L

〔制　　法〕将前3味置容器中，加入白酒，密封，浸泡21天后，过滤去渣，即成。

〔功能主治〕补精益神。用于头晕耳鸣、视物昏花、精神不振、饮食减少、全身乏力等。

〔用法用量〕口服：每次服15～30ml，日服2次。

处方来源　《民间百病良方》

首乌酒Ⅲ

〔处　　方〕制首乌30g • 熟地黄30g • 当归15g • 白酒1L

〔制　　法〕将前3味切碎或切成薄片，入布袋，置容器中，加入白酒，密封浸泡半个月后即可取用。

〔功能主治〕补肝肾，益精血。用于肝肾不足、精血亏少引起的头晕、耳鸣、腰酸、须发早白等症。

〔用法用量〕口服：每次服10～15ml，日服2次。

处方来源　《山东中医杂志》

神仙固体酒

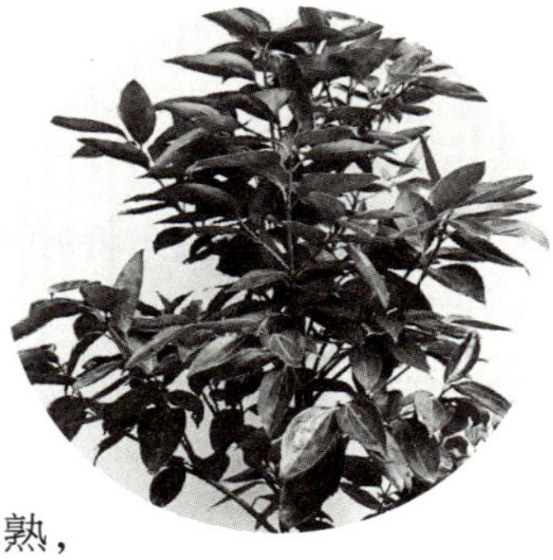

〔处　　方〕牛膝240g • 制何首乌180g • 枸杞子120g • 天门冬60g • 麦门冬60g • 生地黄60g • 熟地黄60g • 当归60g • 人参60g • 肉桂30g • 糯米20kg • 酒曲适量

〔制　　法〕将前10味制为粗末，糯米蒸熟，待冷入药末，酒曲（研细），拌和均匀，置坛内封固，如常法酿酒。酒熟榨取酒液，即可饮用。

〔功能主治〕补肝肾，益精血，温经通络。用于肾虚、腰膝酸软、耳鸣、目昏、须发早白、腰部有冷感等症。

〔用法用量〕口服：每次服15～30ml，日服2次，或适量饮用。

处方来源　朝鲜·《东医宝鉴》

枸杞红参酒

〔处　　方〕枸杞子80g • 熟地黄60g • 红参15g • 制首乌50g • 茯苓20g • 白酒1L

〔制　　法〕将前5味共研为粗末或切成薄片，入布袋，置容器中，加入白酒，密封，隔日振摇1次，浸泡14天后，即可取用。酒尽添酒，味薄即止。

〔功能主治〕补肝肾，益精血，补五脏，益寿延年。用于身体虚弱、阳痿、耳鸣、目花等症。

〔用法用量〕口服：每次服20ml，日服2次。

处方来源 《临床验方集》

益肾明目酒

〔处　　方〕覆盆子50g • 巴戟天35g • 肉苁蓉35g • 远志35g • 川牛膝35g • 五味子35g • 川续断35g • 山萸肉30g • 白酒1L

〔制　　法〕将前8味捣为粗末，入布袋，置容器中，加入白酒，密封，浸泡7天后开封，加入冷开水1L，混匀，即可。

〔功能主治〕补益肝肾，聪耳明目，养心，悦容颜。用于肝肾虚亏、耳聋目暗、腰酸腿困、神疲力衰、面容憔悴等症。

〔用法用量〕口服：每次空腹温服10～15ml，每日早、晚各服1次。

处方来源 《百病中医药酒疗法》

益智酒

〔处　　方〕人参9g • 猪板油90g • 白酒1L

〔制　　法〕将猪板油（切碎）置锅内熬油，去渣，与人参（研末）同置容器中，加入白酒，密封，浸泡21天后，去渣，即成。

〔功能主治〕开心益智，聪耳明目，润肌肤。用于记忆力减退、面色不华、耳聋眼花及内热疾病。

〔用法用量〕口服：每次服15ml，日服2次。

注意事项：忌食萝卜，葱、蒜等物。

处方来源 《民间百病良方》

核桃滋肾酒

〔处　　方〕核桃仁25g • 胡桃仁25g • 磁石20g • 菖蒲20g • 黄酒1.5L

〔制　　法〕将前4味捣碎，置容器中、加入黄酒，密封，浸泡15天后，或隔水加热至沸，浸7天。去渣，备用。

〔功能主治〕益肾补脑。用于耳鸣、耳聋等症。

〔用法用量〕口服：每次服20ml，日服2次。

处方来源 《药酒汇编》

铁酒

〔处　　方〕铁1块 • 白酒30ml • 另备磁石1块

〔制　　法〕将铁烧红，急投酒中，去铁取汁备用。

〔功能主治〕开窍。用于耳聋。

〔用法用量〕口服：将磁石塞耳中，随意饮铁酒。

处方来源 宋·《圣济总录》

桑椹柠檬酒Ⅱ

〔处　　方〕桑椹1kg • 柠檬5个 • 白糖100g • 米酒2L

〔制　　法〕将前2味置容器中，加入米酒，密封，浸泡10天后加入白糖即成，浸泡时间越久，效尤佳，用时去渣。

〔功能主治〕滋阴液，养心脉。用于头晕、眼花、耳鸣、腰膝酸软等症。

〔用法用量〕口服：每次服50～100ml，口服2次。

处方来源 《民间百病良方》

鹿龄集酒

〔处　　方〕肉苁蓉20g • 人参10g • 鹿茸10g • 熟地黄15g • 海马10g • 白酒1L

〔制　　法〕将前5味切成薄片，一并置容器中，加入白酒，密封，浸泡1个月后即可取用。服后添酒，味薄即止。

〔功能主治〕益气补血，补肾壮阳。用于肾阳虚所致的耳鸣、阳痿、不育症等。

〔用法用量〕口服：每次服10～15ml，日服2次。

注意事项：感冒发热者忌服。

处方来源 《药酒汇编》

黄柏酊

〔处　方〕川黄柏30g • 40%医用乙醇150ml

〔制　法〕将上药切薄片，置容器中，加入40%乙醇（或以浸泡药面为宜），密封，浸泡24小时，用滤纸过滤备用。

〔功能主治〕消炎，止疼。用于化脓性中耳炎。

〔用法用量〕外用：先将患耳用双氧水擦洗干净，拭干，取黄柏酒少许滴入耳内，每日清1～2次。

处方来源　《中药制剂汇编》

菖蒲酒Ⅱ

〔处　方〕菖蒲250g • 白术250g • 白酒5L

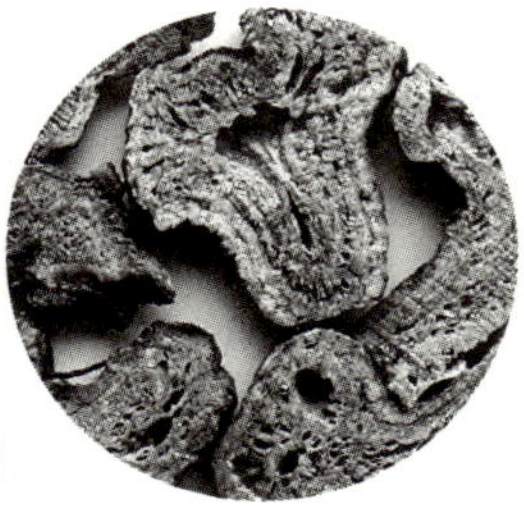

〔制　法〕将前2味研为粗末或切成薄片．入布袋，置容器中，加入白酒，密封，浸泡14日后．过滤去渣，即成。

〔功能主治〕化湿开窍，健脾养胃。用于早衰健忘、视力减退、耳鸣耳聋、便溏腹胀、食欲不振、心悸等症。

〔用法用量〕口服：每次服20～40ml，日服3次。

注意事项：阴虚火旺者忌服。

处方来源　《民间百病良方》

菖蒲桂心酒

〔处　方〕石菖蒲（米泔浸1日、捣焙）10g • 木通10g • 桂心30g • 磁石30g • 防风60g • 羌活60g • 白酒1L

〔制　法〕将前6味捣碎或切成薄片，入布袋，置容器中，加入白酒，密封，浸泡7天后，去渣，备用。

〔功能主治〕开窍祛风，纳气潜阳，安神。用于耳聋、耳鸣。

〔用法用量〕口服：每次空腹温服10ml，日服2次。

处方来源　宋·《圣济总录》

菖蒲浸酒方

〔处　　方〕菖蒲（米泔浸一宿）10g • 木通60g • 磁石（捣碎，水淘赤汁）150g • 防风90g • 桂心90g • 牛膝90g • 白酒3L

〔制　　法〕将前6味捣碎或切成薄片，入布袋，置容器中，加入白酒，密封浸泡7天后，过滤去渣，备用。

〔功能主治〕开窍祛风，纳气潜阳，利湿安神。用于耳聋。

〔用法用量〕口服：每次空腹服10～15ml，日服2次。

处方来源　宋·《圣济总录》

期颐酒

〔处　　方〕当归12g • 陈皮12g • 金铁石斛12g • 牛膝12g • 枸杞子12g • 黑豆（炒香）25g • 仙茅25g • 红枣50g • 肉苁蓉18g • 菟丝子18g • 淫羊藿18g • 黄酒1.5L • 白酒2L

〔制　　法〕将前11味捣为粗末或切成薄片，入布袋，置容器中，加入白酒，密封，隔水加热1.5小时后，取出，埋入土中7日，取出即可取用。

〔功能主治〕补肾阳，益精血，补脾养胃。用于年老肾阳不足、精血亏虚、腰膝无力、小便频数、耳鸣、视物昏花等症。

〔用法用量〕口服：每次服15～30ml，日服3次，或适量饮用。

处方来源　清·《同寿录》

〔附　　记〕偏于阴虚体质者也可饮用。

蔓荆酒

〔处　　方〕蔓荆子（微炒）100g • 白酒200ml

〔制　　法〕将上药捣碎，置容器中，加入白酒，密封，浸泡7天后，过滤去渣，即成。

〔功能主治〕疏散风热，开窍通闭。用于耳聋，虽久聋亦瘥。

〔用法用量〕口服：每次服10～20ml。日服2次，或任性饮之。

处方来源　明·《普济方》

磁石木通酒

〔处　　方〕磁石（捣碎，绵裹）25g • 木通250g • 菖蒲（米泔浸一两日，切焙）250g • 白酒2L

〔制　　法〕上药切细，绢囊盛，用酒密闭浸泡，寒7日，暑3日。

〔功能主治〕治肾虚耳聋耳鸣，耳内如有风水声。

〔用法用量〕口服：每饮三合，一日二次。

处方来源　宋·《圣济总录》，明·《本草纲目》

磁石酒方

〔处　　方〕磁石（捣碎，绵裹）15g • 木通250g • 菖蒲250g • 白酒1.5L

〔制　　法〕将前3味细挫或切成薄片，入布袋，置容器中，加入白酒，密封，浸泡3～7天后，即可取用。

〔功能主治〕平肝潜阳，化湿开窍。用于耳鸣、常如风水声。

〔用法用量〕口服：每次服15～30ml，日服2次。

处方来源　宋·《圣济总录》

〔附　　记〕《本草纲目》方中3味药各等份，袋酒浸，口饮，治肾虚耳聋。

磁石浸酒Ⅱ

〔处　　方〕磁石60g • 熟地黄18g • 山萸肉12g • 熟附片12g • 苍耳子12g • 肉桂6g • 羌活6g • 木通6g • 防风6g • 山药6g • 菖蒲6g • 远志6g • 蔓荆子6g • 川芎6g • 细辛6g • 白茯苓6g • 干姜6g • 甘菊花6g • 米酒2L

〔制　　法〕将前18味（磁石捣碎，用清水淘去赤汁），研为粗末或切成薄片，置容器中，加入米酒，密封，浸泡15天后，过滤去渣，即成。

〔功能主治〕滋补肝肾，祛风通窍。用于肝肾不足、风热壅闭之耳鸣、耳聋。

〔用法用量〕口服：每次服15～30ml，日服2次。

处方来源　《药酒汇编》

磁石浸酒方Ⅰ

〔处　　方〕磁石（捣碎、水掏去赤汁）150g • 山茱萸60g • 木通30g • 防风30g • 山药30g • 菖蒲30g • 远志30g • 天雄（炮）30g • 蔓荆子30g • 甘菊花30g • 川芎30g • 细辛30g • 肉桂30g • 干姜30g • 白茯苓30g • 熟地黄90g • 白酒4.5L

〔制　　法〕将前16味细挫或切成薄片，入布袋，置容器中加入白酒，密封，浸泡7天后即可服用。酒尽添酒，味薄即止。

〔功能主治〕益肝肾，平肝阳，散风热，化湿开窍。用于风邪入于脑，或入于耳、久而不散、经络壅塞、不能宣利、使人耳中空空然，或作眩晕。

〔用法用量〕口服：每次服15~30ml，日服3次，或随量服用，以瘥为度。

处方来源　明·《普济方》

聪耳酒

〔处　　方〕核桃仁60g • 五味子40g • 蜂蜜30g • 白酒1L

〔制　　法〕将前2味捣碎，入布袋，置容器中，加入白酒，密封，每日振摇数下，浸泡10天后，过滤去渣，加入蜂蜜，拌匀，即成。

〔功能主治〕补肾聪耳。用于耳鸣、遗精等。

〔用法用量〕口服：每次空腹服20ml，日服2次。

处方来源　《药酒汇编》

第三节 口腔疾病用药酒

半夏酒

〔处　　方〕半夏20枚 • 白酒1L

〔制　　法〕将上药捣碎或切成薄片，加水200ml煎煮，再在水中浸泡片刻，趁热加入白酒，密封，浸泡30天后，过滤去渣，即成。

〔功能主治〕燥湿，消肿，止痛。用于舌下粘膜炎症（口腔炎）、舌下腺囊肿（舌肿）及重音等症。

〔用法用量〕外用：取药液趁热含漱，冷时再吐，再含热酒，以瘥为度。本品亦可内服：每次服10～15ml，日服1次。

处方来源 《药酒汇编》

艾蒿酒

〔处　　方〕艾蒿1把（切）• 白酒15ml

〔制　　法〕上药，用白酒和水15ml，同煎至八分，去渣，备用。

〔功能主治〕通利咽喉。用于鱼骨鲠在咽中。

〔用法用量〕口服：上剂，分2次温服。

处方来源 《民间百病良方》

竹叶酒Ⅲ

〔处　　方〕淡竹叶250g • 米、酒曲适量

〔制　　法〕将竹叶煎汁，用酒曲、米如常法酿酒，酒熟压去糟渣，备用。

〔功能主治〕清心利尿。用于小便赤涩热病、心烦口渴、口舌生疮、舌质红、苔薄黄、脉浮数。

〔用法用量〕口服：不拘时徐徐饮之，以愈为度。

处方来源 《百病中医药酒疗法》

苦酒汤方

〔处　　方〕半夏（汤洗7遍、切）14枚 • 鸡蛋（去黄留白）1枚 • 苦酒100ml

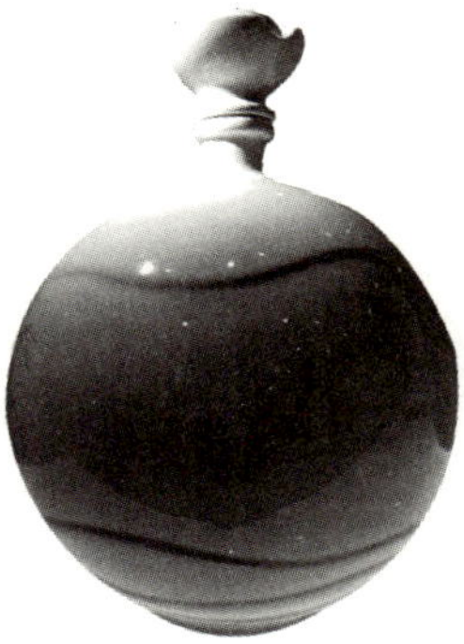

〔制　　法〕上3味，将半夏，鸡蛋清于苦酒内浸泡10分钟，以鸡子壳置剪刀环中，安火上，煮2沸，去渣，备用。

〔功能主治〕祛瘀散结，消肿利尿。用于伤寒少

阴病、咽中生疮、语声不出。

〔用法用量〕口服：少少含咽，以瘥为度。

处方来源 宋·《圣济总录》

金花酒

〔处　　方〕黄柏90g • 黄连15g • 栀子30g • 江米酒500ml

〔制　　法〕上药用江米酒煎数百沸，去渣，备用。

〔功能主治〕泻火燥湿，解毒杀虫。用于口舌生疮、牙龈出血。

〔用法用量〕口服：不拘时，每次空腹服20ml。

处方来源 明·《景岳全书》

第四节 目疾用药酒

平补酒Ⅱ

〔处　　方〕肉苁蓉120g • 枸杞子60g • 巴戟天60g • 滁菊花60g • 糯米1.2kg • 酒曲适量

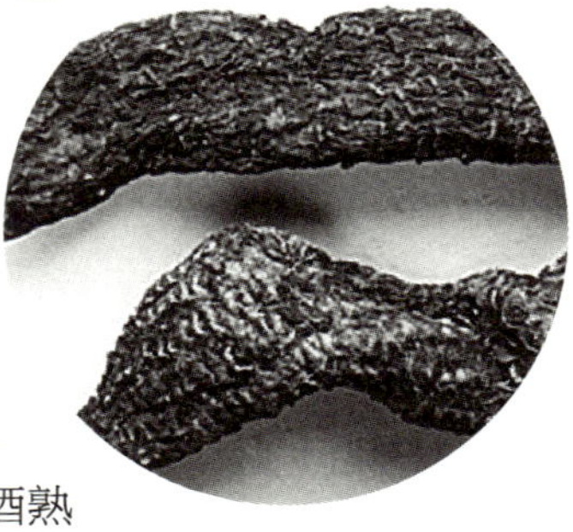

〔制　　法〕将前4味切片加水煎至3L，待冷。再取药汁将糯米煮成干饭，倒入缸内，待温，加入酒曲（先研细）拌匀，密封，保温，如常法酿酒。酒熟去糟，即成。

〔功能主治〕补肝养肾，益精明目，养身益寿。用于肝肾亏损之视物模糊、腰背酸痛、足膝无力、头晕目眩等症。

〔用法用量〕口服：每次服15～30ml，日服2次。

处方来源 《药酒汇编》

地骨皮酒Ⅰ

〔处　　方〕地骨皮50g • 生地黄50g • 甘菊花50g • 糯米1.5kg • 酒曲适量

〔制　　法〕将前3味加水煎取浓汁，糯米浸湿，蒸饭，待温，与酒曲（研细）、药汁拌和，置容器中，保温，如常法酿酒。酒熟，去糟，即成。

〔功能主治〕滋阴益血，补益延年。用于中老年人身体虚弱、目睹多泪、视物不明，或伴有高血压眩晕、夏季身热不适、消泻等。

〔用法用量〕口服：每次服10ml，日服3次。

处方来源　《临床验方集》

杞菊归地酒

〔处　　方〕枸杞子20g • 甘菊花20g • 当归10g • 熟地黄10g • 白酒1L

〔制　　法〕将前4味洗净，晾干，切碎，入布袋，置容器中，加入白酒，密封，浸泡7天后，过滤去渣，即成。

〔功能主治〕滋阴活血，清肝明目。用于阴血不足、肝脉失养所致的头晕目眩、视力减退、身倦力疲、多梦等症。

〔用法用量〕口服：每次服10～15ml，日服2次。

处方来源　《药酒汇编》

杞菊地冬酒

〔处　　方〕枸杞子20g • 甘菊花20g • 生地黄15g • 天门冬15g • 冰糖30g • 白酒1L

〔制　　法〕将前4味捣碎或切成薄片，入布袋，置容器中，加入白酒和冰糖，密封，浸泡14天后，每日振摇数下，开封后加入凉开水400ml，滤过取汁，即成。

〔功能主治〕滋补肝肾，明目止泪。用于肝肾阴虚、腰膝酸软、视物不清、头晕、耳鸣、迎风流泪等症。

〔用法用量〕口服：每次服10～20ml，每日早、晚各服1次。

处方来源　《药酒汇编》

杞菊明目酒

〔处　　方〕枸杞子60g • 菊花12g • 白酒1.2L

〔制　　法〕将前2味去杂质后置容器中，加入白酒，密封，浸泡3～5天后，过滤去渣，即成。

〔功能主治〕滋补肝肾，清热明目。用于目眩、目昏多泪等。

〔用法用量〕口服：每次服15～20毫升，日服2次。

处方来源　《民间百病良方》

还睛神明酒Ⅰ

〔处　　方〕黄连18g • 石决明10g • 草决明10g • 生姜10g • 生石膏10g • 黄硝石10g • 薏苡仁10g • 秦皮10g • 山萸肉10g • 当归10g • 黄芩10g • 沙参10g • 朴硝10g • 炙甘草10g • 车前子10g • 淡竹叶10g • 柏子仁10g • 防风10g • 制乌头10g • 辛夷10g • 人参10g • 川芎10g • 白芷10g • 瞿麦穗10g • 桃仁10g • 细辛10g • 地肤子10g • 白芍10g • 泽泻10g • 肉桂10g • 白芥子10g • 冰片15g • 丁香6g • 珍珠（无孔者）3颗 • 白酒（白酒）2.5L

〔制　　法〕将前34味捣碎或切成薄片，入布袋，置容器中，加入白酒，密封，经常摇动，浸泡7～14天后，过滤去渣，即成。

〔功能主治〕补肝肾，泻火毒，活血通络，祛风明目。用于眼睛视物昏暗、经年不愈、内外障失明。

〔用法用量〕口服：每次饭后温服10～20ml，可渐渐增加，勿使醉吐，日服1～2次。

处方来源　宋·《圣济总录》

鸡肝酒

〔处　　方〕生雄鸡肝60g • 白酒500ml

〔制　　法〕将鸡肝洗净，切碎，置容器中，加入白酒，密封，浸泡7天后，去渣，即成。

〔功能主治〕补肝明目。用于目暗不明、产后血晕、贫血、体倦无力等。

〔用法用量〕口服：每次随量服用，日服3次。

处方来源 《民间百病良方》

枸杞生地酒

〔处　　方〕枸杞子250g • 生地黄300g • 白酒5L

〔制　　法〕将前2味捣碎或切成薄片，置容器中，加入白酒，密封，浸泡15天后，过滤去渣，即成。

〔功能主治〕补精益肾，养肝明目。用于视物模糊、阳痿、遗精、腰膝酸软、烦热头痛等症。

〔用法用量〕口服：每次空腹温服20ml，日服2次。

处方来源 《药酒汇编》

枸杞骨皮酒

〔处　　方〕枸杞子150g • 地骨皮30g • 蜂蜜150g • 白酒1.5L

〔制　　法〕将前2味捣碎或切成薄片，置容器中，加入白酒和蜂蜜，密封，浸泡30天后，过滤去渣，即成。

〔功能主治〕滋补肝肾，清热明目。用于视物模糊、腰膝酸软等症。

〔用法用量〕口服：每次空腹温服15ml，日服2次。

处方来源 《药酒汇编》

健阳酒Ⅲ

〔处　　方〕枸杞子9g • 当归9g • 破故纸9g • 黄酒1L

〔制　　法〕将前3味捣碎或切成薄片，入布袋，置容器中，加入黄酒，密封，隔水煮30分钟，取出静置1天后即成。

〔功能主治〕补肝肾，益精血。用于精血不足、视力衰退、腰膝酸痛、遗精等症。

〔用法用量〕口服：每次服20～40ml，日服2次。若用白酒浸渍，每次只可服10ml。

处方来源 宋·《圣济总录》

第五节
眼病用药酒

生枸杞酒

〔处　　方〕生枸杞子600g • 白酒5L

〔制　　法〕上药以好酒二斗，密闭浸泡7日，漉去渣。

〔功能主治〕补虚，长肌肉，益颜色，肥健，去劳热，抗早衰。用于肝肾虚损型目暗、目涩、迎风流泪等目疾以及早衰。

〔用法用量〕口服：初以30ml为始，后即任性饮之。

处方来源　宋·《太平圣惠方》，明·《普济方》

地黄年青酒Ⅰ

〔处　　方〕熟地黄100g • 万年青150g • 黑桑椹120g • 黑芝麻60g • 怀山药200g • 南烛子30g • 花椒30g • 白果15g • 巨胜子45g • 白酒7L

〔制　　法〕上9味药，共捣细或切成薄片，用夏白布包贮，置于净器中，用好酒浸7日后开取，去渣。

〔功能主治〕补益肝肾。用于肝肾亏损、须发早白、视力听力下降、未老先衰。

〔用法用量〕口服：每早晚各服1次，每次空腹温饮1、2杯。

注意事项：服药酒期间勿食萝卜。

处方来源　《药酒验方选》

还睛神明酒Ⅱ

〔处　　方〕黄连（去须）20g • 石决明12g • 草决明12g • 生姜12g • 石膏12g • 黄硝石12g • 葳蕤仁12g • 秦皮12g • 山茱萸12g • 当归12g • 黄芩（去黑心）12g • 沙参12g • 朴硝12g • 甘草（炙）12g • 芍药12g • 泽泻12g • 肉桂（去粗皮）12g • 荠子12g • 车前子12g • 淡竹叶12g • 柏子仁

12g • 防风（去叉）12g • 制乌头（去皮脐）12g • 辛夷12g • 人参12g • 川芎12g • 白芷12g • 瞿麦穗12g • 桃仁（去皮尖双仁，炒）12g • 细辛（去苗叶）12g • 地肤子（炙）12g • 龙脑2g • 丁香5g • 珍珠（无孔者）5g • 白酒4L

〔制　　法〕上34味，切细，绢袋盛，用好酒瓮中浸之。春夏7日，秋冬14日。

〔功能主治〕养血，祛风，清利湿热。用于治眼昏暗及内外障失明。

〔用法用量〕口服：饭后服50ml，勿使醉吐，稍稍增加。

处方来源　宋·《圣济总录》

松膏酒

〔处　　方〕松脂2.5kg • 酿米50kg • 曲末10kg

〔制　　法〕上药细锉，以水淹浸1星期后，煮之，细细接取上膏，水竭更添之，脂尽，更水煮，如同烟尽去火，等冷脂当沉下，取一斤，酿米50kg，水七斗，好曲末10kg，如家常酿酒法，仍冷下，饭封一百日，脂米曲并消，酒香满生，细细饮之，此酒须一倍加曲。

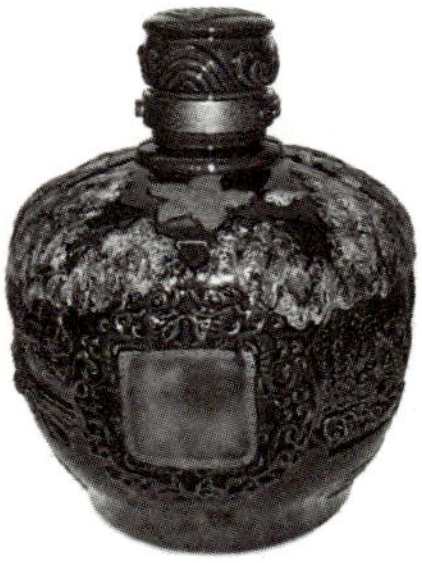

〔功能主治〕补肝。用于治肝虚寒，或迎风流泪等。

〔用法用量〕口服：每次10ml，每日2次。

处方来源　唐·《千金要方》

蓼酒

〔处　　方〕蓼1kg • 酒曲50g

〔制　　法〕取蓼曝干，用水8L煮取3L，去滓，酿酒如常法。

〔功能主治〕温中，健脾，聪耳明目。用于治胃脘冷不能饮食、耳目不聪明、四肢有水气、冬卧脚冷，服此酒十月后，目既精神，体又充壮。

〔用法用量〕口服：初时20ml，以后根据酒量可逐渐增加。

处方来源 唐·《千金要方》

注意事项：《千金要方·食治》："蓼食过多有毒，发心痛。和生鱼食之，令人脱气，阴核疼痛。妇人月事来，不用食蓼及蒜。"

〔附　　记〕唐代《千金要方·食治》对蓼草有不宜多食之论，然在"风毒脚气"中对蓼酒评价却甚高。明代《本草纲目》及《普济方》亦认为"久服能聪明耳目，脾胃健壮"，此是否与制酒后蓼的药性有所改变有关，尚待进一步研究。

第六节 牙病用药酒

山蜂酒

〔处　　方〕山蜂窝（大者）1枚 • 麝香少许 • 白酒适量

〔制　　法〕将山蜂窝烧存性，与麝香同研末，用白酒调至稀糊状，密封7日后即可。

〔功能主治〕解毒，活血，止痛。用于牙痛。

〔用法用量〕外用：取酒含漱片刻，即吐，不可咽。

处方来源 明·《普济方》

牙痛酊

〔处　　方〕公丁香150g • 荜茇150g • 细辛100g • 制川乌100g • 制草乌100g • 冰片20g • 薄荷脑20g • 桂皮酊200ml • 90%医用乙醇3L

〔制　　法〕先将前5味共研粗粉，用60℃温水700ml浸润后，挫至团，放置24小时，使之充分湿润，分次装入渗滤器，并均匀压平，向渗滤器内加入90%乙醇适量，放置30日，收集渗滤液1.8L，再将冰片、薄荷脑溶于渗滤液中，最多加入

200ml桂皮酊，至全量为2L，贮瓶备用，勿泄气。

〔功能主治〕表浅性麻痹止痛。用于各种牙痛及手术拔牙止痛之用。

〔用法用量〕外用：用棉签蘸药液，置于牙痛处，或用牙齿轻轻咬紧药签，待约10分钟，取出药签，牙痛即止，或用药液涂擦痛处亦可。

处方来源 《新中医》

牙痛酒

〔处　　方〕制草乌15g • 一枝蒿10g • 冰片10g • 小木通50g • 白酒500ml

〔制　　法〕将前4味共研粗粉或切成薄片，置容器中，加入白酒，密封，浸泡7天后，过滤去渣，即成。

〔功能主治〕祛风散寒，除湿止痛。用于牙痛。

〔用法用量〕外用：用药棉球蘸药酒塞入患牙处（咬住），或外擦红肿疼痛处。痛止即停。

处方来源 临床经验方

止痛药酒

〔处　　方〕制川乌10g • 制草乌10g • 荜茇10g • 白芷10g • 细辛5g • 冰片3g • 白酒250ml

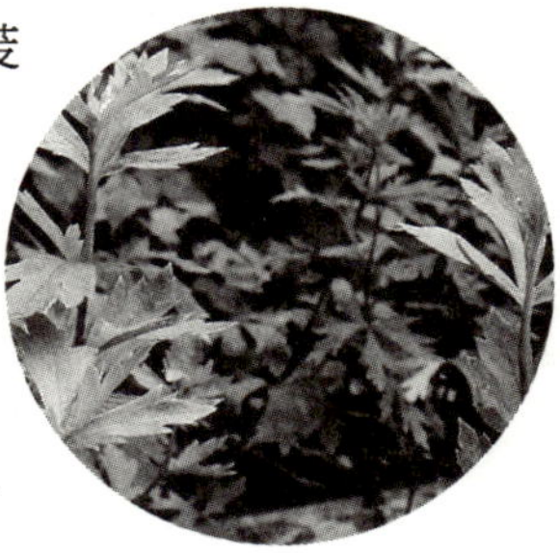

〔制　　法〕将前5味捣碎或切成薄片，置容器中，加入白酒，密封，浸泡10～14天后，去渣取汁，加冰片，溶化，即成。

〔功能主治〕消肿止痛。用于牙痛。

〔用法用量〕外用：涂牙根部。未止再涂。

注意事项：切忌口服。

处方来源 王家忠经验方

止痛酒

〔处　　方〕制川乌3g • 制草乌3g • 高良姜3g • 细辛3g • 白芷3g • 白酒1L

〔制　　法〕将前5味共研成末或切成薄片，置容器中，加入白酒，稍浸片刻煨热即成。

〔功能主治〕镇静止痛。用于龋齿牙痛等。

〔用法用量〕外用：取药酒含漱，再吐再含，一般连用2~3次即可止痛。

处方来源　《药酒汇编》

〔附　　记〕川草乌均含乌头碱，对各种神经末梢有麻醉止痛作用；细辛含多种挥发油，有镇静麻醉作用，但应慎重运用，以免中毒。

中药黏膜表面麻醉酊

〔处　　方〕制川乌8g • 制草乌8g • 当归8g • 萆茇8g • 生半夏8g • 洋金花8g • 生南星8g • 川花椒15g • 细辛15g • 蟾酥6g • 鲜生蘑菇皮（用纱布包）150g • 75%乙醇（按药量1∶1）

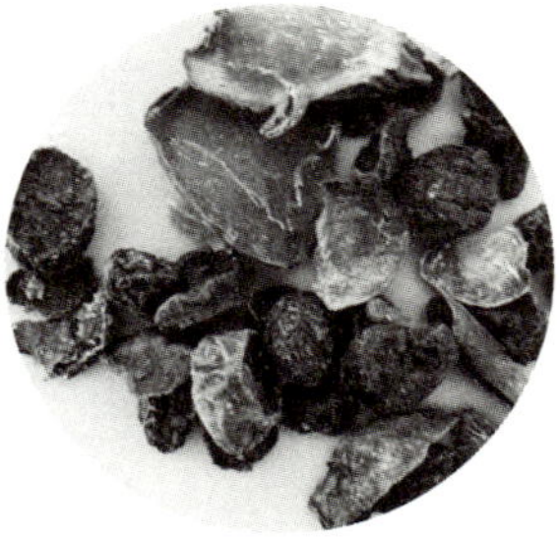

〔制　　法〕将前10味共研细粉，与蘑菇皮同置容器中，加入75%乙醇，密封，浸泡96小时后，过滤去渣，即滤液，贮瓶备用。

〔功能主治〕麻醉止痛。用于拔牙。

〔用法用量〕外用：将浸透此药液之棉球，敷贴于拔牙手术之牙龈表面3~5分钟，取出棉球，即可施术拔牙而不痛。

处方来源　《武汉新医药》

乌头独活酒

〔处　　方〕制乌头25g • 独活25g • 郁李根白皮25g • 白酒1L

〔制　　法〕上3味，切碎，绵裹，以好酒渍一宿，暖火蒸，取100ml，去渣。

〔功能主治〕祛风，活血，止痛。用于治疗牙痛。

〔用法用量〕口服：含口内，冷热适中，以治愈为度。

注意事项：只可口含，不可下咽，有毒恐伤人也。

处方来源　唐·《外台秘要》

必效牙痛酒

〔处　　方〕防风100g • 附子100g • 蜀椒100g • 芥草（炙）50g • 清酒1.2L

〔制　　法〕上4味烘干，粉碎成细粉。

〔功能主治〕祛风，活血，止痛。用于齿痛。

〔用法用量〕口服：上药3g混合温清酒10ml，含漱口，勿咽汁。

处方来源　唐·《外台秘要》

四辛茶味酊

〔处　　方〕生石膏45g • 细辛3g • 川芎3g • 川椒5g • 茶叶5g • 75%乙醇300ml

〔制　　法〕将前5味共研粗末，置容器中，加入75%乙醇，密封，浸泡1周后，再置锅中隔水煮沸30分钟，过滤去渣，取汁待冷，贮瓶备用。

〔功能主治〕消炎止痛。用于各类型牙痛。

〔用法用量〕外用：取医用棉球多个，放入药酊中浸过。用时用钳子夹起一个棉球迅速放入牙痛处，令上下牙咬紧，再取1个棉球塞入患牙对侧之鼻孔内，双侧牙痛，任塞1个鼻孔。痛止后5～10分钟去掉药球即可。

处方来源　《新中医》

杉叶酒

〔处　　方〕杉叶100g • 川芎100g • 细辛100g • 白酒4L

〔制　　法〕上药3味切细，以酒煮取2.5L。

〔功能主治〕消炎止痛。用于齿肿。

〔用法用量〕外用：含酒漱口。

处方来源　唐·《外台秘要》

连柏栀子酒

〔处　　方〕黄连12g • 黄柏50g • 栀子30g • 酒500ml

〔制　　法〕上药切片，用酒渍一宿，去渣，煮三沸；也可浸泡7日后使用。

〔功能主治〕清热，凉血，止痛。用于治舌上出血如簪孔、齿龈出血、便血。

〔用法用量〕口服：1次服完。

处方来源　唐·《外台秘要》

鸡蛋酒

〔处　　方〕鸡蛋1枚 • 白酒100ml

〔制　　法〕将白酒倒入瓷碗内，用火点燃，立即把鸡蛋打入酒中，不搅动，不放任何调料，待火熄蛋熟，晾冷后即可服用。

〔功能主治〕滋阴，止痛。用于牙周炎，属实热证更宜（症见牙龈红肿，口腔热臭，便秘尿黄，舌红苔黄等）。

〔用法用量〕口服：1次服用，每日可服2次。

处方来源　《广西中医药》

〔附　　记〕用于治疗牙周炎，病轻者1次可效，病重者服3次也可治愈。在治疗167例，治愈159例，无效8例，尤对实热证的牙周炎疗效好，屡用屡效。

松香酒

〔处　　方〕松香50g • 白酒250ml

〔制　　法〕将松香研成粉，入白酒调匀，稍候即成。

〔功能主治〕芳香止痛。用于牙痛不止。

〔用法用量〕外用：用棉球蘸药酒咬在痛牙处。

处方来源 《民间百病良方》

郁李酒

〔处　　方〕郁李根15g • 细辛15g • 川椒15g • 槐白皮30g • 柳白皮30g • 白酒900ml

〔制　　法〕将前5味共研细末或切成薄片，备用。每取药末30g，白酒250ml，煎至一半，去渣，即成。

〔功能主治〕消肿止痛。用于牙宣（齿龈肿痛、呼吸风冷、其痛愈甚）。

〔用法用量〕外用：热漱（取酒含漱）冷吐。

处方来源 明·《普济方》

齿痛酒

〔处　　方〕生地黄80g • 独活80g • 细辛30g • 白酒500ml

〔制　　法〕将前3味切碎或切成薄片，置容器中，加入白酒，密封，浸泡7天后，过滤去渣，即成。

〔功能主治〕通络止痛。用于齿根松动疼痛。

〔用法用量〕口服：适量含饮，痛处即止。

处方来源 《药酒汇编》

〔附　　记〕一方去细辛。

复方白茄根酊

〔处　　方〕制川乌15g • 制草乌15g • 生天南星15g • 半夏15g • 白胡椒15g • 白茄根30g • 95%乙醇250ml

〔制　　法〕将前6味洗净，晾干，切碎，置容器中，加入95%乙醇，密封，每日振摇1次，浸泡2周后，过滤去渣，取汁，贮瓶备用。

〔功能主治〕局麻止痛。用于拔牙。

〔用法用量〕外用：用棉签蘸药液涂擦患牙之齿龈处，继即分离牙周，再涂此药液，即刻拔牙。

处方来源 《中药制剂汇编》

复方细辛酊

〈处　　方〉细辛10g • 入地金牛10g • 花椒10g • 九里香10g • 75%乙醇400ml

〈制　　法〉将前4味捣碎，置容器中，隔水加热至沸，密封，浸泡5~7日后，过滤去渣，再加入蟾酥酊35%，拌匀，即成，贮瓶备用。

〈功能主治〉散风止痛。用于牙本质过敏症。

〈用法用量〉外用：用棉球蘸药液少许，放置病痛处。2~3日上药1次，直到症状消除炎止。

处方来源 《新医学》

〈附　　记〉蟾酥酊：蟾酥10g浸入75%乙醇100ml，7~10日后即可用。

独活酒Ⅲ

〈处　　方〉独活50g • 荠草50g • 细辛50g • 制附子25g • 防风25g • 白酒2L

〈制　　法〉将前5味共研细末或切成薄片，置容器中，加入白酒，煎至一半，去渣，备用。

〈功能主治〉祛风散寒，通窍止痛。用于风寒牙痛（遇热则痛减）。

〈用法用量〉外用：趁温含漱冷吐，反复含漱，痛止即停。

处方来源 明 · 《普济方》

独活酒Ⅳ

〈处　　方〉独活100g • 白酒1L

〈制　　法〉上药浸于净器中。用煻火煨暖，稍稍沸，煎至半量，去渣。

〔功能主治〕祛风，止痛。用于治齿根空、肿痛困毙及中风口噤不开。

〔用法用量〕口服：热含之，或温服三合，未差再服，口噤灌之，1日3次。

处方来源 宋·《圣济总录》，明·《普济方》

〔附　　记〕《圣济总录》另增大豆五合，治中风口噤不开。药理研究表明独活有镇痛、抗炎作用。

麻醉酊

〔处　　方〕细辛3g • 荜茇9g • 白芷6g • 75%乙醇100ml

〔制　　法〕将前3味共研成粗末或切成薄片，置容器中，加入75%乙醇，充分振摇后，密封，浸泡24小时，吸取上清液，备用。

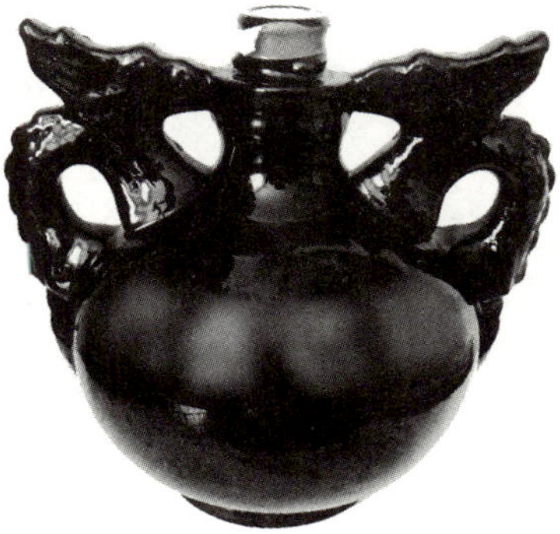

〔功能主治〕麻醉止痛。用于拔除松动牙齿的表面麻醉。

〔用法用量〕外用：用棉签蘸药液少许，涂抹于要拔除牙齿的周围，稍等片刻，即拔牙。

处方来源 《北京市中草药制剂选编》

蜂房酒

〔处　　方〕露蜂房1只 • 白酒500ml

〔制　　法〕将上药煅烧存性，研末备用。

〔功能主治〕祛风攻毒。用于风热牙龈红肿痛连及头面、喉痹肿痛、舌质红、苔黄、脉浮数。

〔用法用量〕口服：每取药末0.5～1g以白酒少许调和含漱。痛未止再含漱。

处方来源 《民间百病良方》

第七节
咽喉疾病用药酒

牛蒡蝉蜕酒Ⅰ

〔处　　方〕牛蒡根500g • 蝉蜕90g • 黄酒2L

〔制　　法〕将牛蒡根切碎与蝉蜕同置容器中，加入黄酒，密封浸泡5～7天后，过滤去渣，即成。

〔功能主治〕宣肺散风，清热解毒，利咽散结，透疹。用于咽喉肿痛、咳嗽、喉痒、吐痰不利、麻疹、风疹、疮痈肿痛。

〔用法用量〕口服：每次服10～20ml，日服2次。

注意事项：凡脾胃虚寒腹泻者忌用。

处方来源　《药酒汇编》

丹砂酒方

〔处　　方〕丹砂（研细）30g • 桂心30g • 绛矾30g • 白酒约500ml

〔制　　法〕将前3味共研细末，以棉裹，用白酒浸7天，即成。

〔功能主治〕消肿止痛，解郁利咽。用于急喉痹、喉中常觉有异物梗塞、伴胸憋闷、喜出长气。

〔用法用量〕口服：含饮即瘥。

处方来源　宋·《圣济总录》

西洋参酒Ⅱ

〔处　　方〕西洋参60g • 白酒1L

〔制　　法〕将上药切碎，置容器中、加入白酒，密封，每天振摇1次，浸泡14天后即可取用。酒尽添酒，味薄即止。

〔功能主治〕益气养阴，生津止渴。用于少气口干、疲乏无力、声音嘶哑、肺虚久咳、咯血等症。

〔用法用量〕口服：每次服15ml，日服2次。

注意事项：体质虚寒者忌服。

处方来源 《药酒汇编》

柏子仁酒

〔处　　方〕柏子仁（生研）50g • 鸡屎白（炒）50g • 生姜25g • 白酒1L

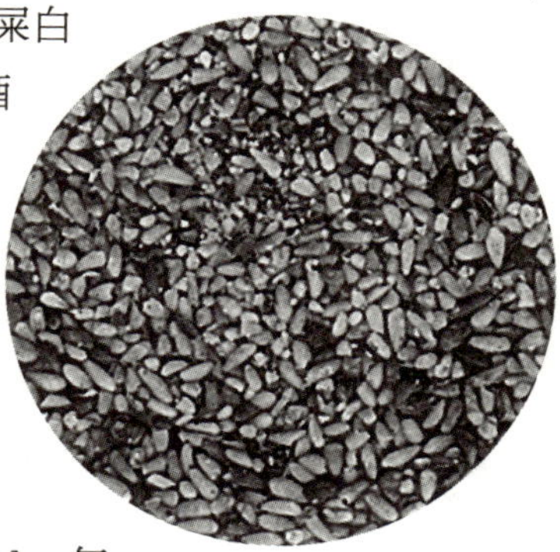

〔制　　法〕将前3味捣细筛，共炒至令焦色，趁热投入白酒中候凉去渣，备用。

〔功能主治〕祛风解毒，养血安神。用于中风失声不语。

〔用法用量〕口服：每次空腹服5～10ml，每日早、晚各服1次。

处方来源 宋·《圣济总录》

桂枝酒Ⅱ

〔处　　方〕桂枝9g • 川芎9g • 独活9g • 牛膝9g • 山药9g • 甘草9g • 制附子6g • 防风12g • 茯苓12g • 天雄12g • 茵陈12g • 杜仲12g • 白术12g • 蒴藋根12g • 干姜15g • 大枣15g • 羊踯躅10g • 猪椒叶根皮10g • 白酒1L

〔制　　法〕将前18味细切，置容器中，加入白酒，密封，浸泡7天后，过滤去渣，即成。

〔功能主治〕温肝散寒，舒筋通络，祛风开窍。用于肝虚寒、卒然喑哑无声、踞坐不得、面目青黑、四肢缓弱、遗溺便利、历风所损。

〔用法用量〕口服：初服40ml，渐加至50～60ml，日服2次，以瘥为度。

处方来源 唐·《备急千金要方》

槐白皮酒

〔处　方〕槐白皮30g • 白酒500ml

〔制　法〕将上药切碎，置容器中，加入白酒和清水500ml，以文火煎至减半，去渣，备用。

〔功能主治〕祛风利湿，消肿止痛。用于风邪外中、身体强直、肌肤不仁、热病口疮、牙疳、喉痹、肠风下血、阴痒等症。

〔用法用量〕口服：每次温服20ml，日服3次。

处方来源　《民间百病良方》

蜜膏酒Ⅱ

〔处　方〕蜂蜜250g • 饴糖250g • 生姜汁125ml • 生百部汁125ml • 枣肉泥75g • 杏仁泥75g • 橘皮末60g • 白酒2L

〔制　法〕先将杏仁泥、生百部汁加水1L，煎成500ml，去渣，再加入余药（5味），以文火熬成1kg即可。

〔功能主治〕疏风散寒，止咳，平喘。用于肺气虚寒、风寒所伤、声音嘶哑、咳唾上气、喘嗽及寒邪郁热等症。

〔用法用量〕口服：每次取蜜膏2汤匙，用温酒（约10～15ml）调服，日服3次。

处方来源　唐·《备急千金要方》

第六章 月经不调类用药酒

第一节
痛经用药酒

山楂酒Ⅲ

〔处　　方〕山楂200g • 白酒1L

〔制　　法〕干山楂洗净，去核，放入细口瓶内，再添加60°白酒，密封瓶口，每日振摇1次，1星期后可饮用。边用边添加白酒（最大加量约200ml）。

〔功能主治〕活血止痛。用于劳动过度、身痛、疲倦、妇女痛经等，并可帮助消化、降血脂。

〔用法用量〕口服：每次10～20ml，每日2次。最后所剩的山楂可拌白糖食用。

处方来源　《药膳食谱集锦》，《民间百病良方》

〔附　　记〕现代药理表明，山楂有增加胃液消化酶，帮助消化及轻度降血脂作用，其乙醇提取物给兔静脉注射，可使血压缓慢、持久地下降。

毛鸡药酒Ⅰ

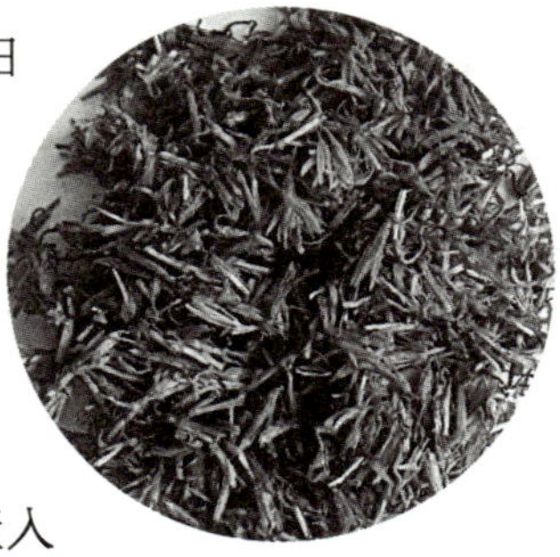

〔处　　方〕干毛鸡160g • 千年健16g • 当归16g • 川芎16g • 白芷16g • 红花16g • 赤芍15g • 桃仁15g • 茯苓20g • 白酒2L

〔制　　法〕将前9味切片，干毛鸡用蒸气蒸15分钟，待冷，用白酒适量浸泡25日后，余8味捣碎，再置入容器中，加入白酒，密封，浸泡45～55日后，过滤去渣，即成。

〔功能主治〕温经祛风，活血化瘀。用于产后眩晕、痛经、闭经、四肢酸痛无力等。

〔用法用量〕口服：每次服15～30ml，日服3次。

注意事项：凡感冒发热、喉痛、眼赤等患者忌服。

处方来源 《药酒汇编》

〔附　　记〕或用鲜毛鸡320g代替干毛鸡，但均需除去毛和内脏。

丹参红花酒

〔处　　方〕丹参50g • 红花50g • 白酒500ml

〔制　　法〕将丹参切片，与红花一同置容器中，加入白酒，密封，浸泡7日后，过滤去渣，即成。

〔功能主治〕活血通经。用于痛经（经前或经期型）。

〔用法用量〕口服：于月经来潮前2日开始服。每次服15ml，日服2次。

处方来源 《中国药酒配方大全》

〔附　　记〕一方去红花，余同上。

凤仙酒

〔处　　方〕白凤仙花120g • 黑豆60g • 白酒500ml

〔制　　法〕将黑豆炒香，与凤仙花一同置容器中，加入白酒，密封，浸泡7日后，过滤去渣，即成。

〔功能主治〕活血行瘀，调经止痛。用于痛经（经前型）。

〔用法用量〕口服：于月经来潮前7日开始服。每次服20ml，每日早、晚各服1次。

处方来源 《药酒汇编》

玄胡酒

〔处　　方〕玄胡50g（炒香为末）• 清酒1L

〔制　　法〕炒香玄胡淬入清酒中，浸泡7天后即可，备用。

〔功能主治〕行气活血止痛。用于妇人气血攻窜疼痛、连于胁膈者，亦可用于痛经。

〔用法用量〕口服：每次30～50ml，日服3次。

处方来源　明·《医方考》

〔附　　记〕《本草纲目》曰："延胡索能行血中气滞，气中血滞，故专治一身上下诸痛，用之中的，妙不可言。"

归芪酒Ⅰ

〔处　　方〕当归150g • 黄芪150g • 白酒500ml

〔制　　法〕将前2味切成薄片，置容器中，加入白酒，密封，浸泡7日后即可取用。

〔功能主治〕补中益气，补血活血，调经止痛。用于痛经、月经不调、崩漏。

〔用法用量〕口服：于行经前5日开始服用，每次服10ml，日服2次。7日为1个疗程。

注意事项：阴虚阳盛者忌服。

处方来源　《药酒汇编》

归芪酒Ⅱ

〔处　　方〕当归150g • 黄芪150g • 红枣100g • 白酒2L

〔制　　法〕当归、黄芪洗净，切片，加红枣置绢袋内，投入盛器容器，加盖密封。

〔功能主治〕益气活血，止痛通经。用于痛经。

〔用法用量〕口服：于经前5日始服用。每次10ml，日服3次，7日为1疗程，

处方来源　《中国食疗学》

〔附　　记〕1．每料可用3个疗程。2．宜供能饮酒妇女服用。本方即李东垣"当归补血汤"加红枣。"当归补血汤"是黄芪五倍于当归，意在补益阳气，达到阳生阴长而补血的目的，本方当归计量与黄芪持平，意在加强活血，以益气活血，达到通则不痛的目的，可用于气虚经闭者。

刘寄奴酒Ⅱ

〔处　　方〕刘寄奴500g • 甘草500g • 白酒2.5L

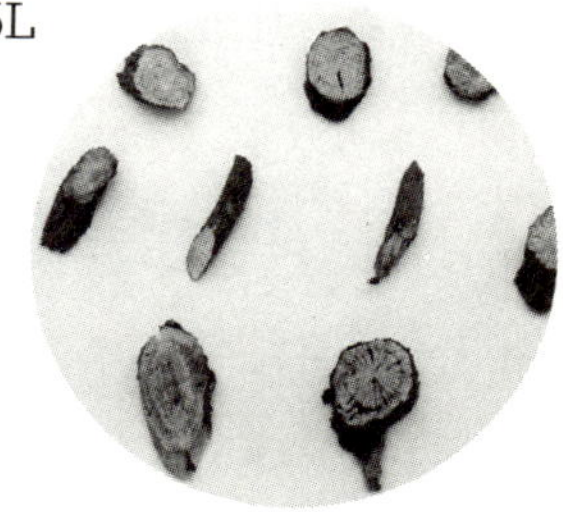

〔制　　法〕上2味药，共碎细，每次用10ml，先以水2小杯，入药煎至1小杯，再入酒1小杯，再煎至1小杯，去渣。

〔功能主治〕破血通经，散瘀止痛。用于痛经。

〔用法用量〕口服：每次食前服15～30ml，日服3次。

处方来源　《药酒验方选》

当归元胡酒

〔处　　方〕当归15g • 元胡15g • 制没药15g • 红花15g • 白酒1L

〔制　　法〕将前4味捣碎或切成薄片，入布袋，置容器中，加入白酒，密封，浸泡7日后，过滤去渣，即成。

〔功能主治〕活血行瘀，调经止痛。用于痛经（经前型）。

〔用法用量〕口服：每次空腹服10～15ml，日服2次。

处方来源　金·《儒门事亲》

〔附　　记〕一方加制乳香15g，当归改用25g，白酒减半量。余同上。用治月经不调，痛经（瘀阻）以及跌打损伤，肢体疼痛，效佳。痛症可加外用（擦患处），但皮破者不宜外用。痛经应从经前1周开始服用。

当归红花酒Ⅱ

〔处　　方〕当归15g • 红花10g • 白酒300ml

〔制　　法〕将当归、红花二药粉碎成粗粉，用白酒（55°）少许湿润48小时，然后装渗漉桶，用250ml白酒进行渗漉，漉液用砂滤棒抽滤，分装即得。也可用白酒密闭浸泡药材7日后服用。

〔功能主治〕活血止痛，补血调经。用于治疗痛经。

〔用法用量〕月经来潮前4日开始服用，每日服3次，每次服10ml。重症患者可服15~20ml。月经来潮后再继续服用7日，7日为1疗程，连服3个月经周期。

处方来源 《黑龙江中医药》2000，（5）：49

〈附　　记〉有医院以本酒治疗痛经200例，治愈133人，好转39人。

红归酒

〈处　　方〉红花10g • 益母草60g • 当归10g • 川芎5g • 黑胡椒7粒 • 白酒500ml

〈制　　法〉以上诸药切片，用白酒500ml浸泡48小时即可服用。

〈功能主治〉活血祛瘀，通经止痛。主治痛经。

〈用法用量〉口服：每次服20ml，每日早晚各服1次，连服一个月经周期为1疗程。

处方来源 《成都中医学院学报》1990，13（4）：37

〈附　　记〉作者用此方治疗痛经患者284例，其中服药1疗程经来疼痛消失者221例，占74.3%；服药二疗程疼痛基本消失者66例，占23.24%；服药三疗程症状无改善者7例，占2.46%。

红花酒Ⅰ

〈处　　方〉川红花120g • 60°白酒400ml

〈制　　法〉将上药洗净，置容器中，加入白酒，密封，每日振摇1次，浸泡7日后，过滤去渣，即成。

〈功能主治〉活血化瘀。用于妇女冲任经虚寒、血瘀性痛经，兼治跌打损伤、风湿性关节炎。

〈用法用量〉口服：每次服10ml，亦可兑凉开水等量对服或加红糖适量服之，日服2次。

注意事项：服药酒期间，应暂停哺乳。

处方来源 《大众药膳》

〈附　　记〉本方即《金匮要略》红兰花酒，方用红兰花30g、白酒

100ml，煎至减半。每次顿服一半，半止再服。用于治疗一切风邪（如妇人经后或产后，风邪易于侵入腹中，扰乱腹内气血，使气滞血瘀，发生腹中刺痛），效佳。

草红花酒

〈处　　方〉草红花1kg • 黄酒10L

〈制　　法〉制法一：将草红花切碎，加酒密闭浸泡7日后，即可服用。

制法二：取草红花加黄酒，回流提取3小时，滤出提取液；药渣再加黄酒5L，回流提取2小时，滤出提取液，将两次提取液合并，浓缩至8L，低温放置48小时，过滤，用黄酒调至10L，加1%的苯甲酸钠及少量甜菊苷，分装于250ml的瓶中即得。

〈功能主治〉活血化瘀，通经止痛。用于痛经。

〈用法用量〉口服：于经前一星期开始服药，每次25ml，每日早晚各1次，连服7日为一个疗程，每一月经周期只服1个疗程，连用3个疗程后停药。

处方来源　《北京中医药大学》1995，18（4）：37

〈附　　记〉共治疗痛经110例，结果痊愈56例，显效43例，有效8例，无效3例，总有效率为97.0%。

胡桃酒Ⅰ

〈处　　方〉胡桃壳500g • 红糖250g • 黄酒1L

〈制　　法〉胡桃壳敲碎，置容器内，倒入黄酒，加盖密封20～30天后，滤取酒浆，复加红糖，煮沸（一沸即可）溶化，装瓶备用。

〈功能主治〉温经止痛。用于痛经、小肠气、腰腿疼痛。

〈用法用量〉口服：每次10ml，日服2次。

注意事项：痛经者，行经前五日开始服。

处方来源　明·《普济方》，《中国食疗学》

胡椒酒

〔处　　方〕白胡椒100g • 白酒500ml

〔制　　法〕白胡椒研末备用。

〔功能主治〕温中止痛。适用于痛经、脾胃虚寒、腹痛、吐清水等症。

〔用法用量〕口服：烫热白酒冲服。

注意事项：阴虚火旺者忌用。

处方来源　《中国食疗学》

香附根酒

〔处　　方〕香附60g • 白酒250ml

〔制　　法〕将香附根洗净切碎，用水、白酒各250ml，浸泡3～5日，去渣即成。

〔功能主治〕理气解郁，调经止痛。用于痛经。

〔用法用量〕不拘时候，频频饮之。

处方来源　《药酒验方选》

益母草酒

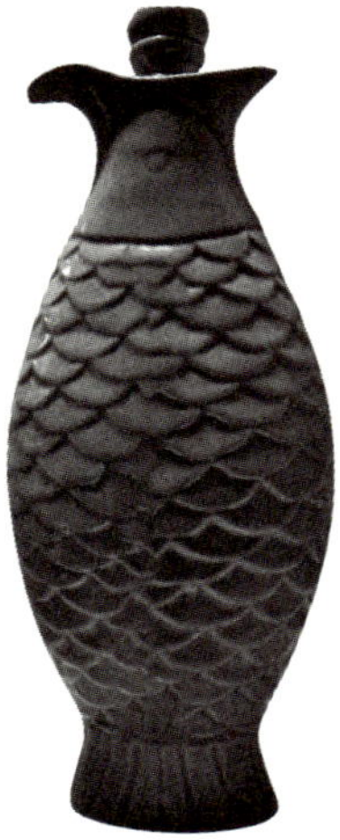

〔处　　方〕益母草100g • 丹参30g • 元胡50g • 小茴香50g • 白酒700ml

〔制　　法〕将前4味研为粗末或切成薄片，置容器中，加入白酒，密封，浸泡7～14日后，过滤去渣，即成。

〔功能主治〕活血化瘀，行气止痛。用于各型痛经。

〔用法用量〕口服：于月经来潮前5日开始服。每次服15～30ml，或兑白开水等量服，或加红糖适量矫味服之，日服2次。

处方来源　《中国药酒配方大全》

〔附　　记〕寒凝痛经倍小茴香；气血虚损倍丹参，加黄芪30～50g。

菖麻酒

〔处　　方〕石菖蒲根30g • 活麻根60g • 金鸡尾（凤毛草）60g • 八爪龙30g • 黄酒2L

〔制　　法〕将上药共研细末，备用。

〔功能主治〕活血，调经，止痛。用于痛经。

〔用法用量〕口服：每次兑黄酒吞服3g，或取6g用黄酒30ml煎服。日服3次。

处方来源　《重庆市老中医经验交流会资料选编》（第4集·内部资料）

第二节
月经不调用药酒

八珍酒Ⅱ

〔处　　方〕当归10g • 五加皮24g • 白芍10g • 甘草10g • 川芎10g • 核桃仁12g • 红枣12g • 糯米酒1L

〔制　　法〕将前7味药切片，入布袋，置容器中，加入糯米酒，密封，隔水蒸煮1小时，取出待冷，埋入地下5日后，取出静置21日后，过滤去渣，即成。也可将各药加入酒中浸泡7日后服用。

〔功能主治〕补益气血，活血化瘀。用于月经不调、食少乏力、面黄肌瘦、劳累倦怠、头晕气短、腰膝酸软等症。

〔用法用量〕口服：每次温服15ml，日服3次。

处方来源　《药酒汇编》

大驳骨酒

〔处　　方〕大驳骨30g • 白酒500ml

〔制　　法〕将上药洗净、切碎，入布袋，置容器中，加入白酒，密封，浸泡15日后，过滤去渣，即成。

〔功能主治〕活血通经，祛瘀生新。用于月经不调、风湿痹痛、跌打损伤、血瘀肿痛等。

〔用法用量〕口服：每次服10ml，日服2次。

处方来源 《民间百病良方》

大佛酒

〔处　　方〕大砂仁30g • 大佛手30g • 大山楂30g • 黄酒（或米酒）500ml

〔制　　法〕将前3味捣碎或切成薄片，置容器中，加入黄酒，密封，浸泡7日后，过滤去渣，即成。

〔功能主治〕理气，活血，调经。用于经期延后、量少色暗有块、小腹及胸胁、乳房胀闷不舒、时有叹息、精神忧虑、舌苔正常、脉弦涩。

〔用法用量〕口服：每次服15～30ml，日服2次。

处方来源 《百病饮食自疗》

〔附　　记〕不善饮酒者，可以醋代酒浸泡，服时加冰糖适量减酸。

大巢菜酒

〔处　　方〕大巢菜种子15g • 小血藤15g • 白酒500ml

〔制　　法〕将前2味切碎或切成薄片，置容器中，加入白酒，密封，浸泡20日后，过滤去渣，即成。

〔功能主治〕清热利湿，活血祛瘀。用于月经不调。

〔用法用量〕口服：每次服10ml，日服2次。

处方来源 《药酒汇编》

水杨梅酒

〔处　　方〕水杨梅9g • 龙芽草9g • 对月莲9g • 泽兰9g • 当归12g • 月季花7朵 • 白酒500ml

〔制　　法〕将前6味切碎或切薄片，置容器中，加入白酒，密封，浸泡7日后，过滤去渣，即成。

〔功能主治〕活血调经。用于月经不调。

〔用法用量〕口服：每次服10ml，日服2次。

处方来源 《药酒汇编》

丹参酒Ⅱ

〔处　　方〕丹参30g • 延胡索30g • 牛膝15g • 红花15g • 郁金15g • 白酒300ml

〔制　　法〕将前5味捣为粗末或切成薄片，置容器中，加入白酒，密封，浸泡15日后，过滤去渣，即成。

〔功能主治〕活血散瘀，行气止痛，益肾去痹，解郁止痛。用于血瘀气阻、经水不畅、5日以上月经仍不干净者尤宜。

〔用法用量〕口服：行经前2日即开始服用。每次服15ml，日服3次。至月经干净时停饮。连用4个月经周期为1个疗程。

处方来源 《药酒汇编》

月季花酒

〔处　　方〕月季花12朵 • 黄酒50ml

〔制　　法〕将月季花烧灰存性、备用。

〔功能主治〕活血调经，消肿解毒。用于经来量少、紫黑有块、小腹胀痛、拒按、血瘀排出后疼痛减轻、舌边可见紫暗瘀点、脉沉涩。

〔用法用量〕口服：上剂1次用黄酒送服。

处方来源 中医研究院《常见病验方研究参考资料》

宁杞杜仲酒

〔处　　方〕宁夏枸杞子60g • 制杜仲60g • 白酒500ml

〔制　　法〕将前2味捣碎或切薄片，置容器中，加入白酒，密封，浸泡5日后，过滤去渣，即成。

〔功能主治〕补肾调经。用于月经前后不定期、量少色淡、清稀、面色晦暗、头晕目眩、耳鸣、腰膝酸软、小腹空痛、夜尿多、大便不实、舌淡、脉沉而迟。

〔用法用量〕口服：每次服15～30ml，日服2次。

处方来源 《百病饮食自疗》

当归肉桂酒

〔处　　方〕当归30g • 肉桂6g • 甜酒500ml

〔制　　法〕将前2味捣碎或切成薄片，置容器中，加入甜酒，浸泡7日后，过滤去渣，即成。

〔功能主治〕温经活血。用于月经后期。

〔用法用量〕口服：每次服15～30ml，日服1～3次。

处方来源 《陕甘宁青中草药选》

芍药黄芪酒

〔处　　方〕白芍药100g • 黄芪100g • 生地黄100g • 炒艾叶30g • 白酒1L

〔制　　法〕将前4味捣为粗末或切薄片，入布袋，置容器中，加入白酒，密封，浸泡3～7日后，过滤去渣，即成。

〔功能主治〕益气温经，滋阴凉血。用于妇女月经过多、兼赤白带下。

〔用法用量〕口服：每于食前温饮20ml，日服3次。

处方来源 《百病中医药酒疗法》

地榆酒Ⅱ

〔处　　方〕生地榆60g • 甜酒180ml

〔制　　法〕将上药研成细末，备用。

〔功能主治〕清热，凉血，止血。用于月经过多、或过期不止、经色深红、质稠有块、腰腹胀痛、心烦口渴、面红唇干、小便短赤、舌红苔黄、脉滑数。

〔用法用量〕口服：每次取药末5～10g，用甜酒10～30ml送服，日服2次。

处方来源 《祖国医学采风录》（第1集）

红花山楂酒

〔处　　方〕红花15g • 山楂30g • 白酒250ml

〔制　　法〕将前2味切碎，置容器中，加入白酒，密封，浸泡7日后，过滤去渣，即成。

〔功能主治〕活血散瘀，消胀止痛。用于经来量少、紫黑有块、小腹胀痛、拒按、血块排出后疼痛减轻、舌边可见紫暗瘀点、脉沉涩。

〔用法用量〕口服：每次服15～30ml，日服2次。或视酒量大小，适量服用，以不醉为度。

处方来源　《百病饮食自疗》

花蝴蝶酒

〔处　　方〕花蝴蝶根30g • 白酒500ml

〔制　　法〕将上药洗净切碎，置容器中，加入白酒，密封，浸泡7日后，过滤去渣，即成。

〔功能主治〕活血调经。用于月经不调、腰痛等症。

〔用法用量〕口服：每次服10ml，日服2次。

处方来源　《民间百病良方》

鸡血藤酒Ⅲ

〔处　　方〕鸡血藤60g • 当归30g • 丹参30g • 冰糖60g • 白酒500ml

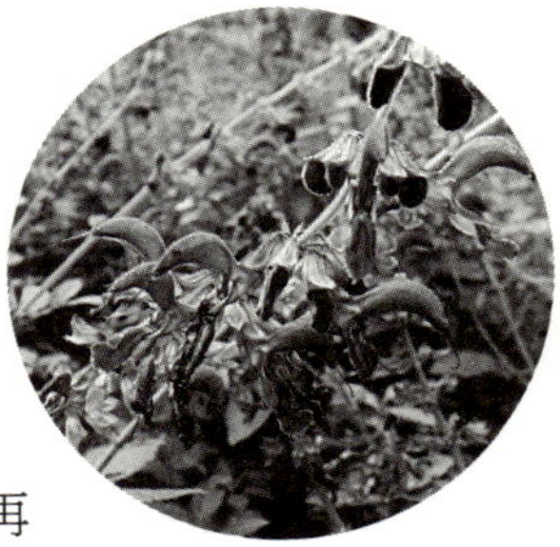

〔制　　法〕将前3味切成薄片，置容器中，加入白酒，密封，置文火上煮沸，待冷后，置阴凉处浸泡5日后，过滤去渣，加入冰糖，溶化即成。药渣再添酒浸，味薄即止。

〔功能主治〕补血行血，通经活络。用于月经不调、闭经及肢体麻木、跌打损伤。

〔用法用量〕口服：每次服15～30ml，日服3次。

处方来源　《中国药酒配方大全》

玫瑰酒

〔处　　方〕玫瑰花根10g • 红糖15g • 黄酒50ml

〔制　　法〕上药水煮后，冲入黄酒和红糖。

〔功能主治〕调经止痛。用于月经不调。

〔用法用量〕早晚各服1次。

处方来源　《中国食疗学》。

茅莓酒

〔处　　方〕茅莓根500g • 红泽兰120g • 刘寄奴根120g • 白酒2L

〔制　　法〕将前3味切碎，入布袋，置容器中，加入白酒，密封，浸泡15日后，过滤去渣，即成。

〔功能主治〕清热解毒，活血调经。用于月经不调。

〔用法用量〕口服：每次服10ml，日服2次。

处方来源　《药酒汇编》

屈花酒

〔处　　方〕黄屈花3～6g • 白酒500ml

〔制　　法〕将上药置容器中，加入白酒，密封，浸泡10日后，过滤去渣，即成。

〔功能主治〕活血调经。用于月经不调。

〔用法用量〕口服：每次服10～15ml，日服2次。

处方来源　《民间百病良方》

茴香酒Ⅲ

〔处　　方〕小茴香15g • 青皮15g • 黄酒250ml

〔制　　法〕将前2味洗净，切碎，置容器中，加入黄酒，密封，浸泡3～5日后，过滤去渣，即成。

〔功能主治〕疏肝理气。用于经期或前或后、无块、色质正常、行而不畅、乳房及小腹胀痛、连及两胁、精神闷苦不乐、常以长叹一声为快、舌脉正常；或经色深红有块、过期不止。

〔用法用量〕口服：每次服15～30ml，日服2次。

处方来源 《百病饮食自疗》

〔附　　记〕如不耐酒者，可以食醋代酒浸泡。

茴桂酒

〔处　　方〕小茴香30g • 桂枝15g • 白酒250ml

〔制　　法〕将前2味捣碎，置容器中，加入白酒，密封，浸泡5～7日后，过滤去渣，即成。

〔功能主治〕温经散寒。用于经期延后、色暗红、量少、小腹冷痛、得热稍减、恶寒、面色青白、苔薄白、脉沉迟而紧。

〔用法用量〕口服：每次服15～20ml，日服2次。

处方来源 《百病饮食自疗》

调经酒

〔处　　方〕当归24g • 吴茱萸24g • 川芎24g • 炒白芍18g • 白茯苓18g • 陈皮18g • 延胡索18g • 丹皮18g • 香附（醋炒）36g • 熟地黄36g • 小茴香12g • 砂仁12g • 白酒2.5L

〔制　　法〕将前12味捣碎或切薄片，入布袋，置容器中，加入白酒，密封，隔水蒸煮2小时，静置24小时后，过滤去渣，即成。或将12味切薄片，置容器中，加入白酒，密封浸泡7日后，即可服用。

〔功能主治〕活血调经，开郁行气。用于月经不调、腹内疼痛或小腹内有结块，伴有胀、满、痛等症。

〔用法用量〕口服：每次服20ml，日服2次。

处方来源 清 · 《奇方类编》

桑椹红花酒

〔处　　方〕桑椹50g • 红花10g • 鸡血藤24g • 白酒250ml • 黄酒400ml

〔制　　法〕将鸡血藤研成粗末后，与其他药材一同置纱布袋内，扎口，先以白酒浸泡，7日后加黄酒，再密闭浸泡7日。取出药袋后，压榨取液与药酒合并，过滤后装瓶备用。

〔功能主治〕养血活血，调经通络，祛风除痹。用于妇女月经不调、痛经、闭经；老人血不养筋、风湿痹痛、手足萎弱。

〔用法用量〕口服：每次服20～25ml，日服2次。

处方来源 《药酒汇编》

第三节 崩漏用药酒

川芎酒Ⅱ

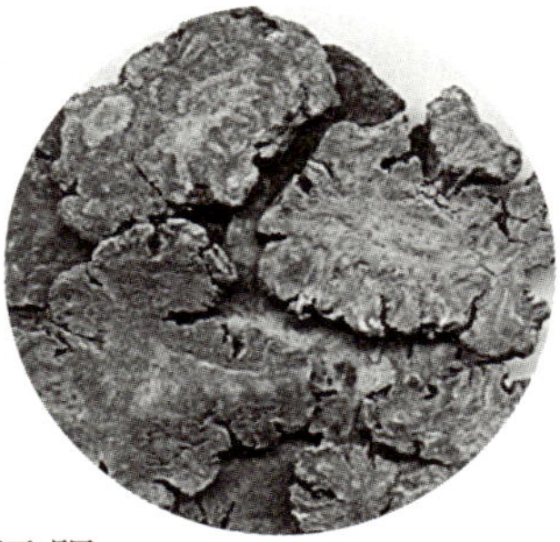

〔处　　方〕川芎24g • 红花6g • 白酒150ml

〔制　　法〕将前2味切碎，置容器中，加入白酒，密封，浸泡7日后。或煎至100ml，过滤去渣，即成。

〔功能主治〕活血化瘀，止崩。用于妇女血崩（血瘀型）。

〔用法用量〕口服：每次服30～50ml，日服3次。

处方来源 《民间百病良方》

丹参酒Ⅲ

〔处　　方〕丹参100g • 生地黄100g • 忍冬藤100g • 生地榆100g • 艾叶100g • 糯米7.5kg • 酒曲200g

〔制　　法〕将前5味捣碎，以水渍3日，煎2次，共取汁3L，一半浸糯米，沥干，蒸饭，待冷，入药汁、酒曲（压细）拌匀，如常法酿酒，酒熟即成。也可将五味切片，加入4L白酒密封浸泡7日即可。

〔功能主治〕活血，凉血，清热，止血。用于妇女崩中下血及产后余沥。

〔用法用量〕口服：每次服40～60ml，日服2～3次。

处方来源　唐·《千金翼方》

乌鸡参归酒Ⅱ

〔处　　方〕嫩乌鸡（去毛及内脏）1只 • 党参60g • 当归60g • 黄酒1L

〔制　　法〕将参、归切碎，纳入鸡腔内，加入黄酒，煮至减半，取出鸡，去渣，备用。

〔功能主治〕补虚养身。用于虚劳体弱羸瘦、脾肺俱虚、面色无华、精神倦怠、气短乏力、崩漏、带下等。

〔用法用量〕口服：每次服50ml，食鸡肉，日服2次。

处方来源　《药酒汇编》

石豇豆酒

〔处　　方〕石豇豆60g • 白酒500ml

〔制　　法〕将上药捣碎，入布袋，置容器中，加入白酒，密封，浸泡10日后，过滤去渣，即成。

〔功能主治〕调经，镇痛，健脾，祛风湿。用于崩漏、白带、头痛、劳伤腰痛、风湿性疼痛等。

〔用法用量〕口服：每次服10～15ml，日服2次。

处方来源　《民间百病良方》

白鹤藤酒

〔处　　方〕白鹤藤根60g • 白酒500ml

〔制　　法〕将上药洗净，切碎，入布袋，置容器中，加入白酒，密封，浸泡10日后，过滤去渣，即成。

〔功能主治〕调经止血。用于妇女血崩、白带等症。

〔用法用量〕口服：每次服10～15ml，日服2次。

处方来源　《民间百病良方》

川芎生地酒

〔处　　方〕川芎50g • 生地黄汁300ml • 酒5L

〔制　　法〕上药先用酒，煮川芎至500ml，去渣，放入地黄汁，再煮二三沸。

〔功能主治〕滋阴，养血活血。用于治崩漏昼夜不止。

〔用法用量〕口服：分为1～2次服完。不耐酒者，逐步增加剂量。

处方来源　明·《普济方》

〔附　　记〕本方出自明代《普济方》，较《小品方》川芎酒增加了地黄汁，说明明代对崩漏多血热病的机制有了进一步认识。

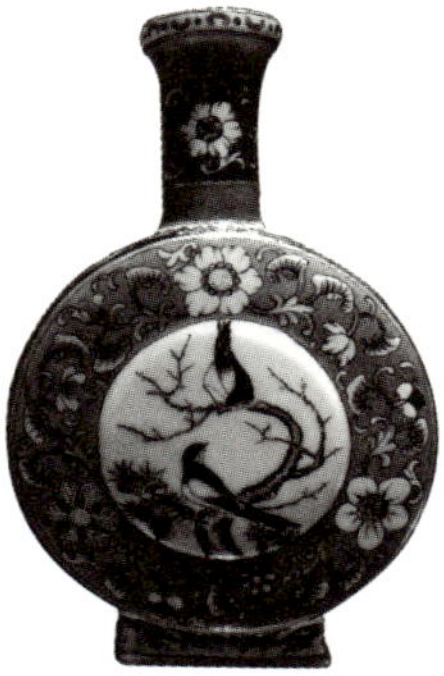

川芎酒

〔处　　方〕川芎500g • 酒5L

〔制　　法〕上药切细，用酒煮成3L。

〔功能主治〕活血，止崩。用于妇人崩漏、昼夜十数次。

〔用法用量〕口服：分3次服完。

处方来源　唐·《外台秘要》

〔附　　记〕妇女经行之后，淋沥不止，名曰经漏。经血忽然大下不止，名为经崩。究其原因，以阴虚血热、脾肾气虚、气滞血瘀三者较常见。川芎辛温，行气活血，通常认为适用于由气滞血瘀引起的崩漏。

葵花酒

〔处　　方〕向日葵蒂盘1个 • 黄酒500ml

〔制　　法〕将上药焙成炭，研细末，备用。

〔功能主治〕止血。用于妇女血崩，产后血晕等。

〔用法用量〕口服：每次取药末5～6g，用黄酒50ml送服，日服3次。

处方来源　《民间百病良方》

蓟根酒

〔处　　方〕大蓟根200g • 小蓟根200g • 白酒600ml

〔制　　法〕将前2味切碎或切成薄片，置容器中，加入白酒，密封，浸泡7日后，过滤去渣，即成。

〔功能主治〕凉血止血。用于妇人崩中下血不止（血热型）。

〔用法用量〕口服：每次服15~30ml，日服2~3次，或随意多少饮之，勿醉。

处方来源　唐·《千金翼方》

槐花酒

〔处　　方〕槐花15g • 生地榆15g • 黄酒250ml

〔制　　法〕将前2味捣碎或切成薄片，置容器中，加入黄酒，煮至150ml，待温，备用。

〔功能主治〕清热凉血，止血调经。用于崩漏下血不止（血热型）。

〔用法用量〕口服：每次服50ml，日服3次。

处方来源　《药酒汇编》

〔附　　记〕一方去地榆，焙焦研末，每取15g，用黄酒送服，余同上。

第四节 闭经用药酒

二子桃仁酒

〔处　　方〕大麻子300g • 菴闾子200g • 桃仁100g • 桂心120g • 土瓜根180g • 射干180g • 牛膝240g • 白酒5L

〔制　　法〕将前7味捣碎或切薄片，入布袋，置容器中，加入白酒，密封，浸泡5～7日后，过滤去渣，即成。

〔功能主治〕温经散寒，活血化瘀。用于月经不调、百疗不瘥、脏腑日冷、恶血凝结。

〔用法用量〕口服：每次服10～15ml，日服2次。

处方来源　明·《普济方》

二藤酒

〔处　　方〕大血藤12g • 小血藤9g • 水伤药15g • 月季花根6g • 白酒600ml

〔制　　法〕将前4味洗净，切碎，入布袋，置容器中，加入白酒，密封，浸泡7～10日后，过滤去渣，即成。

〔功能主治〕行气破血，消肿解毒。用于闭经。

〔用法用量〕口服：每次服10～15ml，日服2次。

注意事项：血枯经闭忌服。

处方来源　《药酒汇编》

〔附　　记〕如缺水伤药，可加青皮、川红花各9g，效果甚佳。

牛膝红花酒

〔处　　方〕川牛膝50g • 红花20g • 米酒1L

〔制　　法〕将前2味切碎，置容器中，加入米酒，密封，浸泡7日后，过滤去渣，即成。

〔功能主治〕活血化瘀。用于血瘀之闭经、痛经、胞衣不下，兼治腰膝关节疼痛等症。

〔用法用量〕口服：每次服15～30ml，日服2次。

处方来源　《药酒汇编》

〔附　　记〕一方去红花，余同上。

牛膝参归酒

〔处　　方〕牛膝60g • 党参60g • 当归30g • 香附30g • 红花18g • 肉桂18g • 白酒1L

〔制　　法〕将前6味切碎，置容器中，加入白酒，密封，浸泡7日后，过滤去渣，即成。

〔功能主治〕疏肝理气，温经活血。用于闭经、小腹胀痛或冷痛、面色晦暗、腰膝酸痛等。

〔用法用量〕口服：每日早、晚各服1次，每次早上服5～10ml，晚上服10～20ml，服至月经来潮为止。如果体壮善饮，每次增服20～30ml，有利于缩短疗程。

注意事项：凡孕妇及心脏病、支气管哮喘、白带过多患者不宜服用。

〈处方来源〉《四川中草药通讯》1977，（1）：46

〈附　记〉本方党参、肉桂，益阳健脾；香附、红花、当归理气活血；牛膝引药下行。所以本方适用于阳虚气弱造成的血凝经闭。一方党参用量减半。先天性生殖器官器质性疾病，如无子宫、无卵巢、阴道闭锁等用此酒难以奏效。

白鸽煮酒

〈处　方〉白鸽（去毛，洗净，去肠）一只 • 血竭30g • 白酒1L

〈制　法〉将血竭纳入白鸽肚中，用针线缝住，用好酒1L，煮沸令熟，取下待温备用。

〈功能主治〉养血活血。用于干血痨。

〈用法用量〉将鸽肉分2次食用。酒徐饮完。

〈处方来源〉清·《串雅内编》

〈附　记〉干血痨：因血少不足（血枯）而造成的痨病，多见于妇女，表现为面目暗黑、肌肤粗糙、骨蒸潮热、盗汗颧红以及月经涩少，甚则经闭。本方白鸽调精益气，治妇女干血痨、经闭。血竭其味甘咸，甘主补，咸主消，为散瘀血，生新血之要药，加酒之温通助阳，是一张食疗良方，有出奇制胜之功。

当归桃仁酒

〈处　方〉当归100g • 桃仁100g • 黄酒1L

〈制　法〉将前2味捣碎或切薄片，置容器中，加入黄酒，密封，浸泡7日后，过滤去渣，即成。

〈功能主治〉破血行瘀，润燥滑肠。用于经闭、徵瘕、瘀血作痛、血燥便秘、跌打损伤等症。

〔用法用量〕口服：每次服30ml，日服2次。

处方来源 《药酒汇编》

妇女调经酒

〔处　　方〕月季花30g • 当归20g • 丹参20g • 米酒1L

〔制　　法〕将前3味切碎，置容器中，加入米酒，密封，浸泡10日后，过滤去渣，即成。

〔功能主治〕理气活血，调经止痛。用于月经稀少或经闭、经来小腹痛、心烦易怒、大便干燥等症。

〔用法用量〕口服：每次服30ml，日服2次。

处方来源 《药酒汇编》

参茸补血露Ⅰ

〔处　　方〕丹参30g • 川芎12g • 制何首乌12g • 甘草12g • 茯神12g • 枸杞子9g • 白豆蔻9g • 五味子9g • 鹿茸6g • 白术（焦）15g • 莲肉15g • 远志15g • 当归15g • 生地黄15g • 石菖蒲15g • 白糖250g • 白酒2L

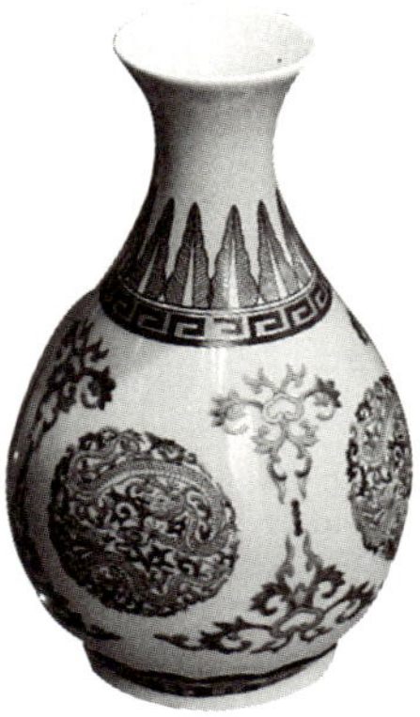

〔制　　法〕将前15味捣碎或切薄片，入布袋，置容器中，加入白酒和白糖，密封，隔水蒸煮3小时。离火待冷，埋土中3日出火毒，浸泡5日后，过滤去渣，即成。

〔功能主治〕补血益精，活血通络。用于肾阳虚、精血不足、瘀血停滞所致的经闭、崩漏、月经不调、赤白带下、腰腿酸痛、干血痨症等；阳虚精血不足的不孕、不育症。

〔用法用量〕口服：每次服15～30ml，日服3次。

处方来源 《全国中成药处方集》

益母当归酒

〔处　　方〕益母草200g • 当归100g • 白酒1L

〔制　　法〕将前2味切碎，置容器中，加入白酒，密封，浸泡7日后，过滤去渣，即成。

〔功能主治〕养血调经。用于血虚闭经。

〔用法用量〕口服：每次服20ml，日服1～2次。

处方来源　《药酒汇编》

通经酒

〔处　　方〕牛膝500g • 麻子仁（蒸）1.5kg • 土瓜150g • 桃仁（熬、去皮尖双仁）100g • 白酒10L

〔制　　法〕上药切片，以酒密闭浸渍5日即成。

〔功能主治〕通经。用于治疗闭经。

〔用法用量〕口服：每日1次，每次服100ml，渐增至200ml，多饮更佳。

处方来源　唐·《千金翼方》

常春酒Ⅰ

〔处　　方〕常春果200g • 枸杞子200g • 白酒1.5L

〔制　　法〕上2味，捣碎，盛于瓶中，用好酒浸泡7日开取。

〔功能主治〕通经，补虚。用于羸瘦虚弱，腹中冷痛，妇女经闭。

〔用法用量〕口服：每次空腹饮50～100ml，每日3次。

处方来源　《药酒验方选》

第七章 乳房疾病用药酒

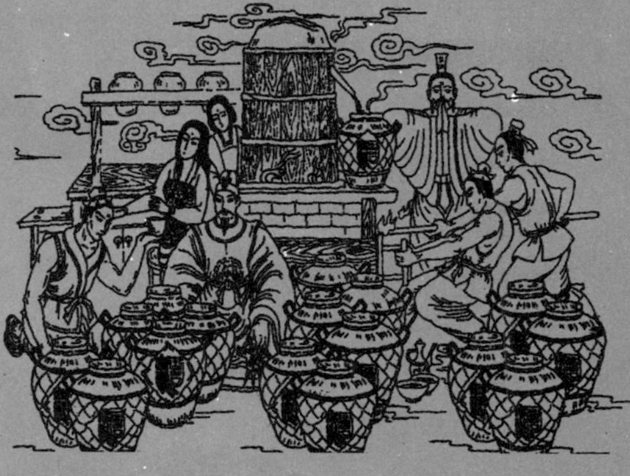

川楝子酒

〔处　　方〕川楝子（连皮、仁）100g • 红糖600g • 黄酒1L

〔制　　法〕将上药捣碎，晒干，炒微黄，研为细末，备用。

〔功能主治〕清肝火，除湿热。用于急性乳腺炎。

〔用法用量〕口服：每次取药末10g，红糖60g，再冲入黄酒100ml，调匀取之,日服1～2次。

处方来源　《民间百病良方》

白果仁酒

〔处　　方〕白果仁400g • 白酒500ml

〔制　　法〕将白果仁研细末，备用。

〔功能主治〕消炎，收敛。用于乳痈溃烂等。

〔用法用量〕口服：每次取药末10g，用白酒15ml冲服。日服1次。外用：同时又取药末20g，以白酒（低度）调敷患处。每日换药1次。

处方来源　《民间百病良方》

瓜蒌酒

〔处　　方〕全瓜蒌30g • 黄酒100ml

〔制　　法〕将上药捣烂，放入瓷杯中，冲入黄酒，再将瓷杯放在有水蒸锅中以小火蒸炖20分钟去渣，即成。

〔功能主治〕清热化痰，消肿止痛。用于乳腺炎初起、红肿热痛者宜用之。

〔用法用量〕口服：每次温服20ml，日服2次。

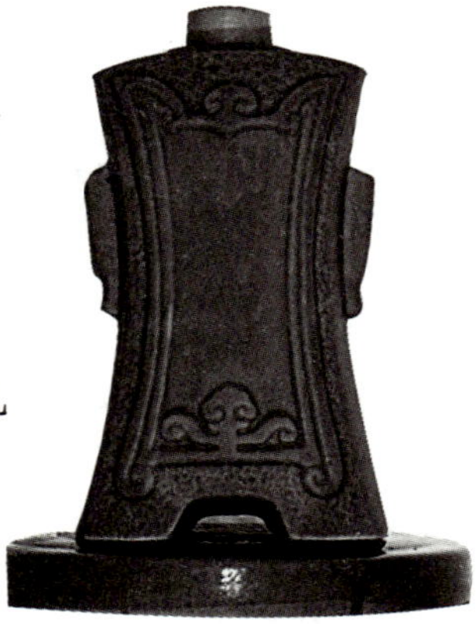

处方来源　《民间百病良方》

〔附　　记〕瓜蒌宽胸散结，有一定程度抑菌作用，可治疗乳痈初起、肿痛而未成脓者。

丝瓜络酒Ⅱ

〔处　　方〕干丝瓜络20g • 白酒20ml

〔制　　法〕将干丝瓜络放在碗中，点火燃烧成炭，研成粉末，入白酒调匀，备用。

〔功能主治〕通经活络，清热解毒。用于急性乳腺炎（乳痈）。

〔用法用量〕口服：3次顿服。不愈再服1剂。

处方来源　《民间百病良方》

米酒蜂蜜

〔处　　方〕蜂蜜50g • 米酒50ml

〔制　　法〕取米酒蜂蜜1∶1比例（10～15ml）混合调匀。

〔功能主治〕疏肝理气，活血通络，消肿散结。用于乳痈。

〔用法用量〕口服：每日2次，同时用木梳从乳根至乳头自上而下连梳十次，早晚各1次。

处方来源　《新中医》1996，（8）：39

红糖酒Ⅰ

〔处　　方〕红糖50g • 白酒30ml

〔制　　法〕将红糖与白酒同入瓷碗内，隔水煮成糊状（边煮边拌），贮存备用。

〔功能主治〕润肤，和血，止痛。用于妇女产后乳头皲裂生疮、疼痛难忍。

〔用　　法〕外用：取糖酒糊敷于乳头上，日敷3次。

处方来源　《民间百病良方》

远志药酒

〔处　　方〕远志25g • 米酒100ml

〔制　　法〕将上药用米酒浸泡15分钟，加清水一碗，文火煮沸3分钟。

〔功能主治〕消炎，散结。用于治疗急性乳腺炎。

〔用法用量〕口服：每日1剂，温热服，3剂为1疗程。

处方来源　《中国中西医结合杂志》1996，（10）：633

牡荆子酒

〔处　　方〕牡荆子12g • 白酒30～50ml

〔制　　法〕将上药研成细末，备用。

〔功能主治〕祛风，清热，止痛。用于妇女停乳乳胀等。

〔用法用量〕口服：每取药末12g，置小碗内，冲入白酒和少量温水调匀服之。日服2次，病愈即止。

处方来源　《民间百病良方》

虎刺根酒

〔处　　方〕虎刺根30g • 黄酒50～100ml

〔制　　法〕将上药洗净，捣烂，置容器中，加入黄酒，隔水加热煮沸后，凋匀备用。

〔功能主治〕祛风除湿、凉血散瘀。用于奶结硬块、乳结疼痛等。

〔用法用量〕口服：上剂1次顿服，日服2次。

处方来源　《民间百病良方》

乳癖酒

〔处　　方〕七星剑300g • 三花酒2L

〔制　　法〕将上药切成寸段，置缸内，加入三花酒，密封，每日搅拌1次，7天后改为每周1次，浸泡15～30天后，即可取用。

〔功能主治〕理气化瘀，消肿散结。用于乳腺增生症、乳核、乳癖。

〔用法用量〕外用：取此酒涂擦患部，日涂擦数次。

处方来源　《药酒汇编》

神效瓜蒌酒

〔处　　方〕黄瓜蒌（子多者去皮焙为细末，如急用只研烂）10g • 川当归（洗去芦，焙，切细）30g • 生甘草10g • 滴乳香（另研）8g • 通明没药（另研）12g • 白酒2L

〔制　　法〕上药用白酒，一同放在银石器中，慢火熬取100ml清汁。

〔功能主治〕治妇女乳痈奶痨，能杜绝病根，如果毒气已成，也能化脓为黄水，毒未成可以消散。

〔用法用量〕口服：1ml清汁分为三服，饭后服。

处方来源 清·《种福堂公选良方》

菊英酒

〔处　　方〕菊花30g • 鲜蒲公英30g • 橘核15g • 白酒100ml

〔制　　法〕将上药捣烂，用白酒少量调成糊状，备用。

〔功能主治〕清热解毒、消痈散结。用于急、慢性乳腺炎。

〔用法用量〕外用：取此药酒涂在纱布上，敷于患部，每日早晨换药1次。

处方来源 《中国药酒配方大全》

蛇鹿酒

〔处　　方〕蛇蜕9g • 鹿角9g • 露蜂房9g • 黄酒60～90ml

〔制　　法〕将前3味烘干或焙干，研成细末，备用。

〔功能主治〕清热解毒，消肿散结。用于乳房肿胀、疼痛。

〔用法用量〕口服：每次取药末3g，放入小碗内，冲入黄酒（约20～30ml），调匀服下，日服2次。

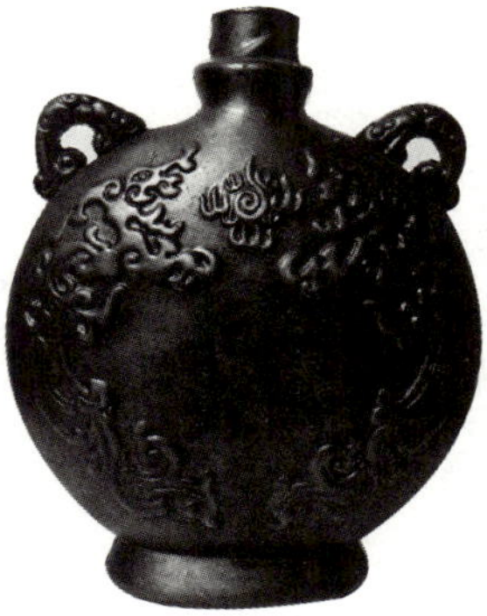

处方来源 《药酒汇编》

〔附　　记〕有临床报道：加用本方外敷患处，效果尤佳。

葱英酒

〔处　　方〕新鲜蒲公英（去根、蒂、叶）10g • 葱10g • 绍酒250ml

〔制　　法〕取新鲜蒲公英（去根、蒂、叶）、葱，洗净捣烂，用绍酒250g同煎煮沸，存渣。

〈功能主治〉清热解毒，消痈散结。用于乳痈（急性乳腺炎）。

〈用法用量〉口服：趁酒热服下，服后盖被睡一时许，再用连须葱白汤一茶盅催之，得微汗而散。

外用：渣敷乳房肿块处。

处方来源 《中国食疗学》

蒲公英酒

〈处　　方〉蒲公英50g • 白酒500ml

〈制　　法〉将蒲公英洗净、切碎，置容器中，加入白酒，密封，浸泡7天，过滤去渣即成，备用。

〈功能主治〉清热解毒，消痈散结。用于急性乳腺炎、乳房肿痛。

〈用法用量〉口服：每次20～30ml，日服3次。

外用：用药渣外敷患处。

处方来源 明·《景岳全书》

〈附　　记〉对于乳汁郁结性乳腺炎效佳。蒲公英是传统的清热解毒药，近年药理证明有很强的杀菌作用，并利水消肿，故制成各种剂型广泛应用于各科临床，口服酒剂疗效确实。

蒲金酒

〈处　　方〉蒲公英15g • 金银花15g • 黄酒200ml

〈制　　法〉上药用黄酒煎至减半，去渣，候温，备用。

〈功能主治〉清热解毒，消肿散结。用于乳痈结痛（乳腺炎）。

〈用法用量〉口服：20～30ml，每日2次。

外用：以药渣敷患处。如不愈，再依法配制再服。

处方来源 《验方新编》

蒲蒌酒

〈处　　方〉全瓜蒌30g • 蒲公英30g • 夏枯草30g • 黄酒250ml

〈制　　法〉将前3味切碎，置砂锅内，冲入黄酒和水250ml，置火上煎至减半，去渣备用。

〔功能主治〕清热解毒，消肿散结。用于急性乳腺炎。

〔用法用量〕口服：每次服80～100ml，日服3次。

外用：以药渣外敷患处，每天换药1次。

处方来源 《中国药酒配方大全》

漏通酒

〔处　　方〕漏芦10g • 木通10g • 川贝母10g • 甘草6g • 黄酒250ml

〔制　　法〕上药饮片加黄酒，煎至减半，过滤去渣，备用。

〔功能主治〕通络散结。用于乳疖初起。

〔用法用量〕口服：2日1剂，每日晚饭后温服一半。

处方来源 《验方新编》

橙调酒

〔处　　方〕甜橙1个 • 黄酒10ml

〔制　　法〕甜橙1个，去皮、核、以洗净纱布绞汁，另加黄酒10ml，温开水适量。

〔功能主治〕消炎，散结。用于乳腺炎、红肿硬结、疼痛等病症。

〔用法用量〕口服：1次服完，每日2次。

处方来源 明 · 《滇南本草》

鳝鱼皮酒

〔处　　方〕鳝鱼皮100g • 白酒100ml

〔制　　法〕将鳝鱼皮烧灰，捣细为末，备用。

〔功能主治〕清热解毒，消肿散结。用于妇女乳结硬块疼痛。

〔用法用量〕口服：每次取药末5g，放入茶杯中，冲入热白酒（约10～15ml），调匀，空腹服下，日服2次。

处方来源 《民间百病良方》

露蜂房酒Ⅱ

〔处　　方〕露蜂房25g • 黄酒150ml

〔制　　法〕将上药撕碎，以文火焙至焦黄，研细末、备用。

〔功能主治〕祛风，解毒，散结。用于急性乳腺炎等。

〔用法用量〕口服：每次取药末5g，用黄酒（约30ml）加热冲服。日服5～6次，1日1剂。

处方来源　《民间百病良方》

第八章 产后用药酒

第一节
产后便秘用药酒

双仁酒

〔处　　方〕火麻仁250g • 郁李仁250g • 米酒1L

〔制　　法〕将前2味捣碎，置容器中，加入米酒，密封，浸泡7日后，过滤去渣，即成。

〔功能主治〕润肠通便。用于产后津伤、血虚、大便干结及老年性便秘。

〔用法用量〕口服：每次温服30ml，日服2次。

处方来源　《药酒汇编》

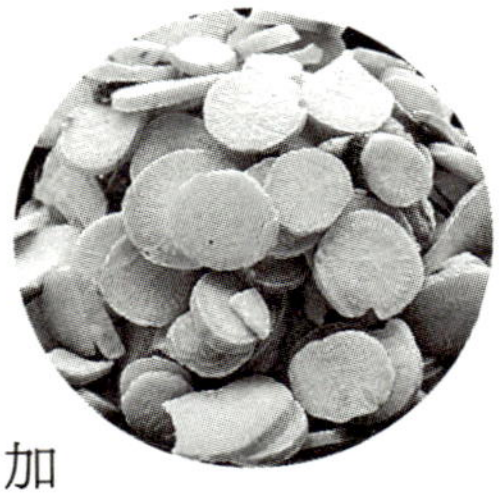

加味四物酒Ⅰ

〔处　　方〕当归9g • 白芍9g • 肉苁蓉9g • 松仁9g • 熟地黄15g • 黑芝麻15g • 川芎3g • 黄酒150ml

〔制　　法〕将前7味捣碎或切薄片，置砂锅内，加入黄酒和水300ml，煎至150ml，去渣，备用。

〔功能主治〕滋阴补血，润肠通便。用于产后便秘。

〔用法用量〕口服：每次服50ml，日服3次。

处方来源　临床经验方

胡桃酒Ⅱ

〔处　　方〕鲜胡桃（带青壳）5枚 • 黄酒1L • 红糖500g

〔制　　法〕将上药捣碎，置容器中，加入黄酒，密封，浸泡30日后，去渣，再加入红糖煮沸，过滤去渣，候温凉，即成。

〔功能主治〕补益肝肾，润肠通便。用于产后虚喘、便干及妇人崩中、带下。

〔用法用量〕口服：每次服10ml，日服2次。

处方来源　《食物疗法》

桃仁酒Ⅰ

〔处　　方〕核桃仁600g • 米酒1L

〔制　　法〕将上药捣烂，置容器中，加入米酒，密封、浸泡10日后，过滤去渣，即成。

〔功能主治〕活血，润肠，通便。用于产后血虚，肠燥便秘。

〔用法用量〕口服：每次服30ml，日服2～3次。

处方来源　《民间百病良方》

第二节 产后恶露不绝用药酒

山楂酒Ⅳ

〔处　　方〕山楂250g • 桂圆肉250g • 红糖30g • 红枣30g • 米酒2L

〔制　　法〕将前2味捣碎，与红糖、红枣一同置容器中，加入米酒，密封，浸泡10～15日后，过滤去渣，即成。

〔功能主治〕健脾消食，活血散瘀。用于肉食积滞、脘腹痞胀、产后恶露不尽、小腹疼痛等症。

〔用法用量〕口服：每次温服10～15ml，日服2次。

处方来源　《药酒汇编》

丹参元胡酒

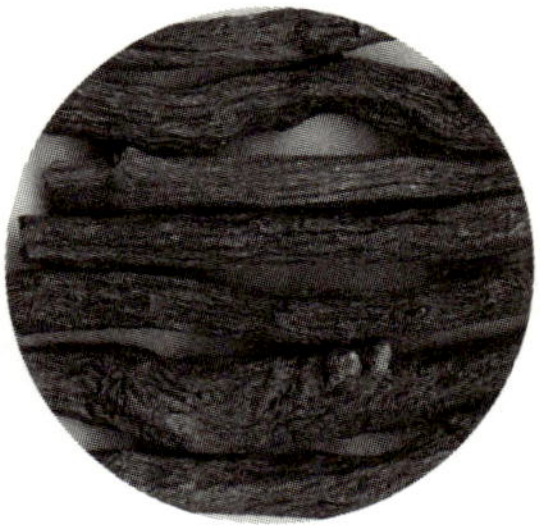

〔处　　方〕丹参30g • 益母草30g • 元胡60g • 白酒400ml

〔制　　法〕将前3味捣碎或切薄片，置容器中，加入白酒，密封，浸泡7日后，过滤去渣，即成。

〔功能主治〕活血散瘀，理气止痛。用于产后恶露不尽、腹痛。

〔用法用量〕口服：每次温服10～15ml，日服2～3次。

处方来源　临床经验方

地黄元胡酒

〔处　　方〕生地黄50g · 赤芍10g · 元胡10g · 黄酒300ml

〔制　　法〕将前3味捣碎或切薄片，用黄酒煎至减半，去渣，备用。

〔功能主治〕清热凉血，理气散瘀，止痛。用于产后恶露不绝（血热型）。

〔用法用量〕口服：每日1剂，分2次服。

处方来源　《药酒汇编》

地黄酒Ⅶ

〔处　　方〕生地黄汁1L · 生姜汁10ml · 清酒2L

〔制　　法〕上药先煎地黄汁三五沸，次入生姜汁，并酒再煎一二沸。

〔功能主治〕逐瘀调中。用于产后恶露不净。

〔用法用量〕口服：每次温服30～50ml，每日3次。

处方来源　明·《普济方》

延胡索酒

〔处　　方〕延胡索60g · 黄酒360ml

〔制　　法〕将延胡索研细末，备用。

〔功能主治〕活血散瘀，理气止痛。用于产后恶露不尽、腹内疼痛等。

〔用法用量〕口服：每次随量取黄酒若干烫热，然后热酒冲调药末5g服之，日服2～3次。

处方来源　《民间百病良方》

〔附　　记〕本方还可用于因气血阻滞引起的胃脘痛、心绞痛、宿伤痛等症，效果亦佳。

红蓝花酒

〔处　　方〕红花15g · 益母草30g · 白酒60ml

〔制　　法〕将前2味药与白酒加水500ml同煎20分钟。

〔功能主治〕通瘀。用于产后恶露不净。

〔用法用量〕口服：每日1剂，分2次服。

处方来源　《四川中医》1986，（11）：35

吴茱萸酒Ⅱ

〔处　　方〕吴茱萸（汤浸7遍，焙干微炒）5g • 白酒20ml

〔制　　法〕上药入酒煎至6分，去渣，备用。

〔功能主治〕温中散寒，祛瘀止痛。用于产后恶血、疼痛极甚，兼治产后虚羸、盗汗、腹痛。

〔用法用量〕口服：每日1剂，分2次温服。

处方来源　明·《普济方》

黑豆酒Ⅲ

〔处　　方〕黑豆500g • 羌活50g • 白酒5L

〔制　　法〕净黑豆炒令甚熟，以无灰酒淋之，加羌活同浸即得。

〔功能主治〕祛风邪，养阴血，去恶露，通乳脉。用于治疗产后恶露不净、乳少。

〔用法用量〕口服：每次温服10～15ml，日服2次。

处方来源　明·《普济方》

第三节　产后腹痛用药酒

当归芍药酒

〔处　　方〕当归90g • 白芍药120g • 白茯苓30g • 泽兰30g • 川芎60g • 炙甘草60g • 白酒1L

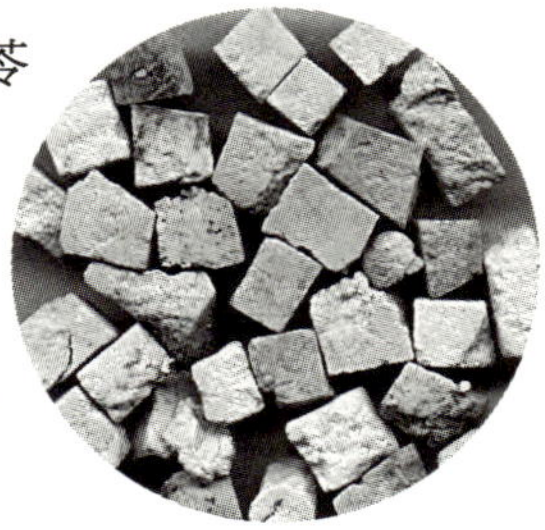

〔制　　法〕将前6味捣碎或切成薄片，入布袋，置容器中，加入白酒，隔水煮45分钟，去渣，备用。

〔功能主治〕活血止痛。用于产后腹痛及孕妇腹中绞痛、心下急痛等。

〔用法用量〕口服：每次空腹服30ml，日服2次。

处方来源　《药酒汇编》

当归茱地酒

〔处　　方〕当归40g • 肉桂40g • 川续断40g • 干姜40g • 川芎40g • 黄芪40g • 麦冬40g • 吴茱萸100g • 干地黄100g • 芍药60g • 白芷30g • 甘草30g • 红枣20g • 白酒2L

〔制　　法〕将前13味捣碎或切成薄片，入布袋，置容器中，加酒密封，浸泡24小时后加水1L，煎取1.5L，过滤去渣，即成。

〔功能主治〕补虚损，止腹痛。用于产后虚损、小腹疼痛。

〔用法用量〕口服：每次食前温服15～20ml，日服3次。

处方来源　《药酒汇编》

羌活酒 I

〔处　　方〕羌活200g • 白酒2L

〔制　　法〕上药以酒煮取1L。

〔功能主治〕解痉止痛。用于产后腹痛不止。

〔用法用量〕分数次服。

处方来源　明 · 《普济方》

坤草酒

〔处　　方〕坤草60g • 黄酒200ml

〔制　　法〕将上药切碎，置容器中，加入黄酒，煮成100ml，去渣，备用。

〔功能主治〕调经，活血，止痛。用于产后腹痛，兼治痛经。

〔用法用量〕口服：每日1剂，分2次服之。

处方来源　《民间百病良方》

翅卫茅酒

〔处　　方〕翅卫茅30g • 白酒500ml

〔制　　法〕将上药切碎，置容器中，加入白酒，密封，浸泡7日后，过滤去渣，即成。

〔功能主治〕活血散瘀，调经镇痛。用于产后腹痛、崩中下血、风湿疼痛等。

〔用法用量〕口服：每次服10ml，日服2次。

处方来源　《民间百病良方》

桂心酒Ⅲ

〔处　　方〕桂心300g • 白酒3L

〔制　　法〕上药用酒煮取2L，去渣。

〔功能主治〕温经止痛。用于治产后腹痛及卒心痛。

〔用法用量〕口服：每次服30ml，每日3次。

处方来源　唐·《千金要方》

〔附　　记〕《历代名医良方注释》："桂心即桂枝木，有芳香、开窍、辛温解表和活血化瘀的作用。"本品含挥发油，不溶于水，入煎疗效较差。《千金要方》用酒提取，十分科学，本方所指的卒心痛包括现代的冠心病、心绞痛和胃痉挛性疼痛，用桂心均能缓解。

蟹壳酒Ⅰ

〔处　　方〕生蟹壳10枚 • 白酒500ml

〔制　　法〕先将上药煅烧存性，研成细末，备用。

〔功能主治〕散血瘀，消积聚。用于妇女产后败血不散、结聚成块、产后子宫复旧不全、血崩腹痛、乳中生硬块等症。

〔用法用量〕口服：每次取药末6g，加白酒60ml，微煎候温服之，日服2次。

处方来源　《民间百病良方》

第四节 产后缺乳用药酒

川椒白酒

〔处　　方〕川椒50g • 白酒2.5L

〔制　　法〕川椒研细末，和白酒一起装入酒壶内，用时先将酒壶以文火煮沸，然后以壶中热气熏蒸患部。

〔功能主治〕温经散寒，活血通乳。用于治疗产后初起乳汁不通。

〔用法用量〕外用：将酒壶煮沸后，壶中热气熏蒸患部。

处方来源 《湖北中医杂志》1991，13（2）：48

〔附　　记〕共治疗8例，全部获愈，治疗最短时间30~50分钟，最长为4小时。

瓜蒌催乳酒

〔处　　方〕全瓜蒌（黄大者）1枚 • 白酒500ml

〔制　　法〕将上药捣烂，入白酒，煎至减半，去渣，候温，备用。

〔功能主治〕催乳。用于产后乳汁不下或过少。

〔用法用量〕口服：不拘时，随量温服。

处方来源 宋·《圣济总录》

奶浆参酒

〔处　　方〕奶浆参100g • 白酒1L

〔制　　法〕将上药洗净，切片，置容器中，加入白酒，密封，每日振摇3次，浸泡15日后，过滤去渣，即成。

〔功能主治〕益脾增乳，补肝益肾。用于产后缺乳及跌打损伤等。

〔用法用量〕口服：每次服10～15ml，日服2次。

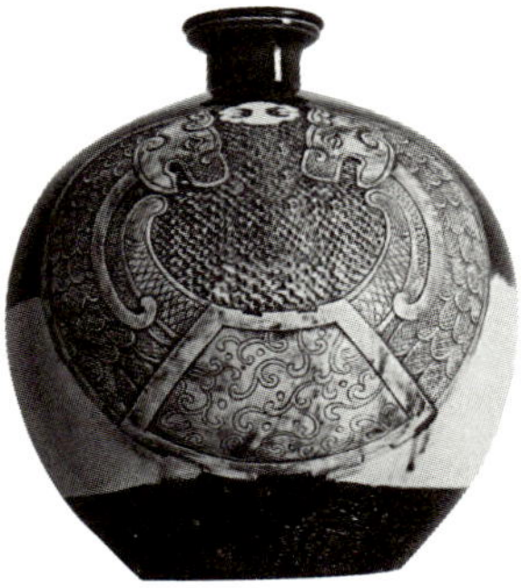

处方来源 《民间百病良方》

鱼灰酒

〔处　　方〕鲤鱼头（瓦上烧灰）5枚 • 黄酒500ml

〔制　　法〕上药研细末，用黄酒煎数沸，去渣，即成。

〔功能主治〕通乳。用于乳汁不下。

〔用法用量〕口服：每次温服15～20ml，每日早、中、晚各服1次。

处方来源 《百病中医药酒疗法》

海虾酒

〔处　　方〕海虾米12g • 菟丝子12g • 核桃仁6g • 棉子仁6g • 杜仲6g • 巴戟天6g • 朱砂6g • 骨碎补6g • 枸杞子6g • 川续断6g • 牛膝6g • 白酒1L

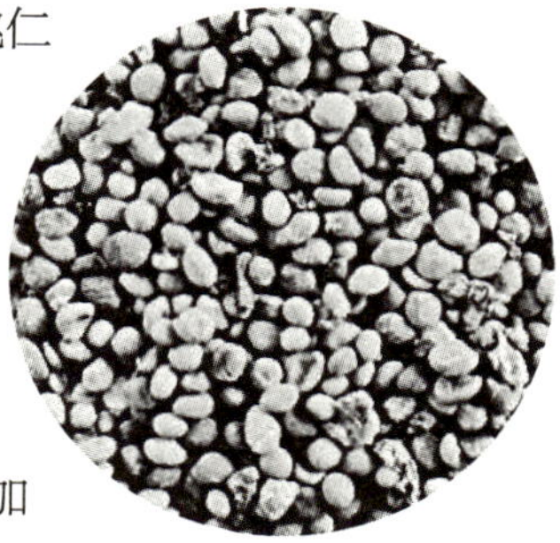

〔制　　法〕将前11味，朱砂研细末，余为粗末，入布袋，置容器中，加入白酒，密封，浸泡15日后，过滤去渣，即成。

〔功能主治〕补肾壮阳。用于产后缺乳及阳痿、腰酸等。

〔用法用量〕口服：每次服10～15ml，日服2次。

处方来源　《药酒汇编》

涌泉酒

〔处　　方〕甘草10g • 王不留行10g • 天花粉9g • 当归7g • 穿山甲（炙黄）5g • 黄酒200ml

〔制　　法〕上药共研细末，备用。或将上药切片，与黄酒一起煎煮50分钟备用。

〔功能主治〕活血通经。用于产后乳汁不通。

〔用法用量〕口服：每次取药末7g，以黄酒30ml，煎至15ml，候温服之。日服2次。

处方来源　《药酒汇编》

〔附　　记〕本方王不留行能走血分，属阳明，冲任之药，穿山甲软坚散结，俗有“穿山甲、王不留、妇人服了乳长流”。所以本方宜用于气血郁滞造成的乳汁不下。

通乳酒

〔处　　方〕王瓜100g • 黄酒500ml

〔制　　法〕用黄酒煮至王瓜烂熟，备用。

〔功能主治〕通乳。用于乳汁不下。

〔用法用量〕口服：饮酒细嚼王瓜，乳脉自通。

处方来源 明·《普济方》

通草酒Ⅱ

〔处　　方〕通草30g • 石钟乳60g • 米酒400ml

〔制　　法〕将前2味捣碎或切段，入布袋，置容器中，加入米酒，密封，置近火处煨3日后，过滤去渣，即成。

〔功能主治〕通乳。用于产后乳汁不下等。

〔用法用量〕口服：每次服30ml，夏冷服，冬温服，日服2次。

处方来源 明·《普济方》

猪七星酒

〔处　　方〕猪七星7个 • 黑芝麻30g • 黄酒500ml

〔制　　法〕将猪七星洗净，用黄酒煎至300ml，去渣，加入黑芝麻（先炒香、捣细），搅匀，即成。

〔功能主治〕滋养生乳。用于产后乳汁不下。

〔用法用量〕口服：每次30～50ml，日服2次。

处方来源 《药酒汇编》

催乳酒

〔处　　方〕猪蹄（熟炙切细）2个 • 通草30g • 米酒3L

〔制　　法〕上药用米酒浸渍2天即可。或用米酒3L与猪蹄、通草等同煮至熟即可。

〔功能主治〕催乳。用于乳汁全无。

〔用法用量〕口服：每日1剂，慢慢饮用。不愈再饮。

处方来源 《药酒汇编》

〔附　　记〕本方猪蹄甘咸，补血通乳；通草甘淡，下乳，所以本方是一张治疗以虚证为主的下乳方。

第五节 产后胁痛用药酒

芎归泻肝酒

〈处　　方〉当归尾6g • 川芎6g • 青皮6g • 枳壳6g • 制香附6g • 红花6g • 桃仁6g • 黄酒200ml

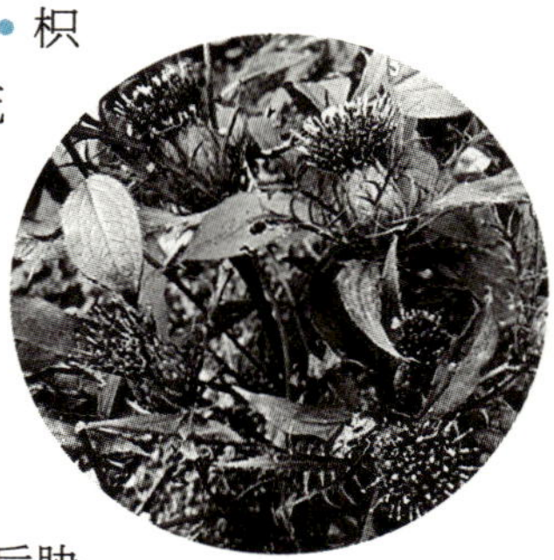

〈制　　法〉将前7味共研细末或切成薄片，置砂锅中，加入黄酒200ml，煎至40ml，去渣，备用。

〈功能主治〉理气舒肝，祛瘀止痛。用于产后胁痛、胀满、拒按者。

〈用法用量〉口服：1次趁温顿服。未愈再服。

处方来源　明·《万氏妇人科》

柴术酒

〈处　　方〉柴胡3g • 制香附12g • 木香6g • 青皮6g • 党参6g • 丹皮10g • 白术15g • 茯苓9g • 黄酒150ml

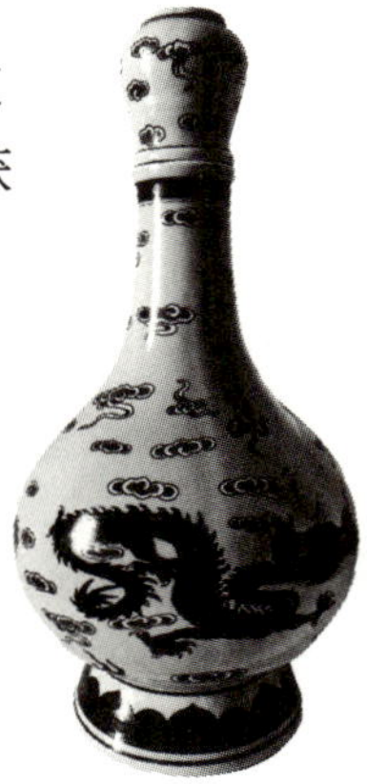

〈制　　法〉将前8味捣碎或切成薄片，置砂锅中，加入黄酒和水200ml，煎至150ml，去渣，备用。

〈功能主治〉疏肝解郁，健脾利湿。用于产后胁痛（肝郁脾虚型）。

〈用法用量〉口服：每日1剂，分3次温服。

处方来源　临床经验方

第六节 产后虚损用药酒

大补中当归汤

〈处　　方〉当归150g • 续断150g • 桂心150g • 川芎150g • 干姜150g • 麦门冬150g • 芍药200g • 吴茱萸200g • 干地黄300g • 甘草100g • 白芷100g • 大枣100g • 白酒10L

〈制　　法〉以上12味切碎，用酒渍药一宿，明旦以水10L，合煮，取5L去渣。

〈功能主治〉养血活血，温中止痛。用于治产后虚损、腹中拘急，或溺血、少腹苦痛，或从高空坠下体内受损，及金疮血多内伤。

〈用法用量〉口服：每次50ml，每日5次。日3夜2。

处方来源　唐·《千金要方》

山莲藕酒

〈处　　方〉山莲藕100g • 白酒1L

〈制　　法〉将上药切碎，入布袋，置容器中，加入白酒，密封，浸泡10日后，过滤去渣，即成。

〈功能主治〉润肺滋肾，舒筋活络。用于妇女产后血虚及跌打损伤，腰腿痛。

〈用法用量〉口服：每次服10ml，日服2次。

处方来源　《民间百病良方》

五加皮酒方Ⅱ

〈处　　方〉五加皮20g • 枸杞子20g • 干地黄10g • 丹参10g • 杜仲50g • 干姜10g • 天门冬12g • 蛇床子10g • 乳香（去油）25g • 白酒1L

〈制　　法〉将前9味捣碎或切成薄片，入布袋，置容器中，加入白酒，密封，浸泡5～7日，过滤去渣，即成。

〈功能主治〉益肾壮腰，祛风除湿，舒筋活络，温经散寒。用于产后癖瘦、玉门冷。

〔用法用量〕口服：每次服50ml，渐加至100ml，日服2次。不善饮酒者可兑冷开水冲服。

处方来源 唐·《备急千金要方》

五加皮浸酒方

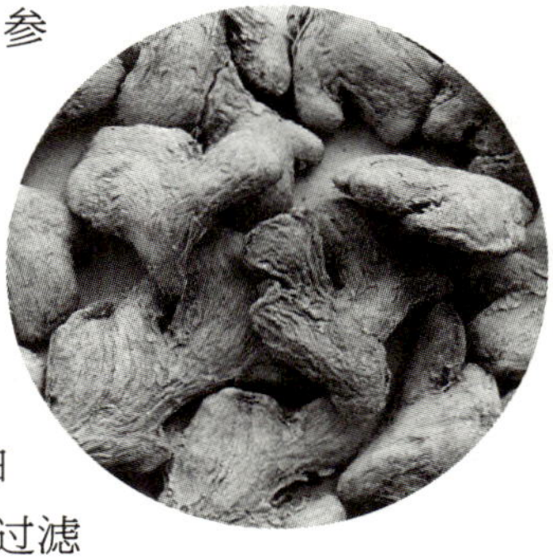

〔处　方〕五加皮18g • 干姜18g • 丹参18g • 蛇床子18g • 熟地黄18g • 制杜仲18g • 钟乳粉24g • 天门冬10g • 地骨皮12g • 白酒1.5L

〔制　法〕将前9味捣碎或切成薄片，入布袋，置容器中，加入白酒，密封，浸泡5～7日后，过滤去渣，即成。

〔功能主治〕滋阴凉血，祛风胜湿，温经散寒。用于妇人癖瘦、阴冷。

〔用法用量〕口服：每次空腹温服30ml，日服2次。

处方来源 宋·《妇人大全良方》

毛鸡酒

〔处　方〕干毛鸡（除去毛及内脏）300g • 当归150g • 制益母草100g • 钩藤50g • 川芎90g • 防风25g • 炮姜25g • 羌活25g • 红花25g • 白酒10L

〔制　法〕将干毛鸡用蒸气蒸15分钟，放冷，合其他药的共置容器内，加入白酒，密封浸泡45日以上，滤过即得。

〔功能主治〕祛风活血，去瘀生新。用于妇女产后虚弱、手足麻痹。

〔用法用量〕口服：每日早、晚各服1次，每次服10～15ml。

注意事项：凡外感发热、喉痛、目赤者忌服。

处方来源 《临床验方集》

杜仲酒Ⅲ

〔处　　方〕杜仲（炙微黄）60g • 桂心30g • 丹参30g • 当归30g • 奄闾子30g • 川芎30g • 牛膝30g • 桑寄生30g • 制附子30g • 熟地黄30g • 川椒15g • 白酒3L

〔制　　法〕将前11味捣碎或切成薄片，入布袋，置容器中，加入白酒，密封，浸泡7日后，过滤去渣，即成。

〔功能主治〕益肾壮腰，活血通络。用于产后脏虚、腰部疼痛、肢节不利。

〔用法用量〕口服：每次空腹温服10ml，日服2～3次。

处方来源　明·《普济方》

灵芝桂圆酒

〔处　　方〕灵芝100g • 制首乌100g • 制黄精100g • 桂圆肉50g • 党参50g • 枸杞子50g • 炙黄芪50g • 当归50g • 熟地黄50g • 山药25g • 茯苓25g • 陈皮25g • 红枣25g • 白酒7L • 冰糖700g

〔制　　法〕将前13味研为细粉，用白酒作溶剂，按渗漉法进行渗漉，收集渗漉液，加入冰糖，使之溶解，再加白酒至总量为7L，静置，滤过，即成。

〔功能主治〕滋补强壮，温补气血，健脾益肺，保肝护肾。用于身体虚弱、产后血虚、须发早白等症。

〔用法用量〕口服：每次服15～30ml，日服2次。

注意事项：凡感冒发热、喉痛、眼赤及阴虚火旺者忌服。邪实体壮者慎用。

处方来源　《药酒汇编》

忍冬酒Ⅱ

〔处　　方〕忍冬藤30g • 木槌子60g • 甘草30g • 白酒250ml

〔制　　法〕先将忍冬藤（生取一把）以叶入砂盆中研烂，入酒少许，调和得所，涂布肚脐四周，中心留一口。又取木槌子捣碎（不犯铁器），生甘草切碎，共入砂锅内，加水500ml，以文武火煎至减半，再入白酒，煎十数沸，过滤去渣，即成。

〔功能主治〕清热解热，益气通络。用于病后及产后体虚、气短乏力，老年人用之皆宜。

〔用法用量〕口服：每日1剂（病势重2剂），连夜分3～6次进尽。

处方来源　清·《医部全录》

独活肉桂酒

〔处　　方〕独活120g • 肉桂18g • 秦艽28g • 白酒800ml

〔制　　法〕将前3味捣碎或切成薄片，入布袋，置容器中，加入白酒，密封，浸泡10日后，过滤去渣，即成。

〔功能主治〕祛风胜湿，通络止痛。用于产后体虚、复感风湿之邪所致的自汗、关节疼痛、下肢酸重等症。

〔用法用量〕口服：每次服15～30ml，日服3次。

处方来源　《药酒汇编》

糯米酒Ⅰ

〔处　　方〕糯米4kg • 冰糖500g • 米酒2L • 甜酒粉（酒曲）160g

〔制　　法〕先将糯米淘洗后，置盆中加水适量，在锅中蒸熟。刚熟时取出摊开降温。当降至手触糯米饭时感到温手时即可均匀地撒上甜酒粉，然后装入容器中，密封，保温24～48小时，开封加入米酒和冰糖，再次密封，次日便成。

〔功能主治〕温中益气，补气养颜。用于产后虚弱、面色不华、自汗；或平素体质虚弱、头晕目眩、面色萎黄、少气乏力、中虚胃痛、便溏等症。

〔用法用量〕口服：每次服50～100ml，日服1～2次。

注意事项：阴虚火旺者忌服。

处方来源　《药酒汇编》

第七节
产后血崩用药酒

二骨酒

〔处　　方〕煅狗头骨（用炭火煅成炭，存性）1个・煅龙骨18g・棉花子（炒）18g・百草霜18g・黄酒500ml

〔制　　法〕将前4味共研细末，备用。

〔功能主治〕活血，散瘀，止血。用于产后出血及老年血崩。

〔用法用量〕口服：每取药末24g，用黄酒20～30ml送服。微见汗佳。日服1～2次，中病即止。

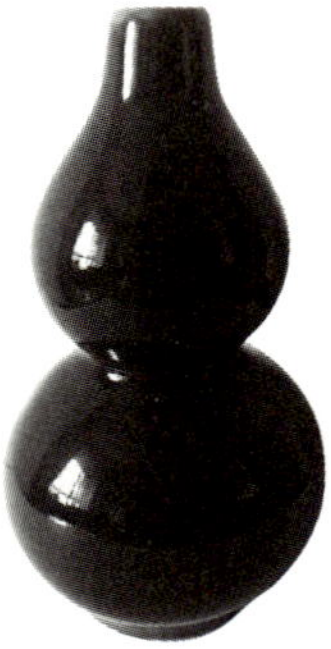

处方来源　《医学文选・祖传秘方验方集》

当归地黄酒

〔处　　方〕生地黄50g・当归尾50g・黄酒500ml

〔制　　法〕将前2味捣碎或切成薄片，置容器中，加入黄酒同煎数百沸，去渣，备用。

〔功能主治〕凉血，活血，止血。用于产后血崩、腹痛。

〔用法用量〕口服：每次温服20ml，日服3次。

处方来源　《百病中医药酒疗法》

地黄煮酒Ⅱ

〔处　　方〕生地黄6g・益母草10g・黄酒200ml

〔制　　法〕将前2味捣碎或切成薄片，置容器中，加入黄酒，密封，隔水蒸煮20分钟后，即可取用。

〔功能主治〕滋阴养血，调经化瘀。用于瘀血、产后出血。

〔用法用量〕口服：每次服50ml，日服2次。

处方来源　宋・《太平圣惠方》

地榆菖蒲酒

〔处　　方〕地榆50g • 菖蒲20g • 当归40g • 黄酒500ml

〔制　　法〕将前3味切片，置容器中，加入黄酒同煎数百沸，去渣，备用。

〔功能主治〕凉血，活血，止血。用于产后血崩。

〔用法用量〕口服：每次食前温服50ml，日服3次。

处方来源　《百病中医药酒疗法》

地黄煮酒Ⅰ

〔处　　方〕生地黄6g • 益母草10g • 黄酒200ml

〔制　　法〕黄酒倒入瓷杯中，再加前2药，把瓷杯放在有水的蒸锅中加热蒸炖20分钟。

〔功能主治〕养血，化瘀，止血。用于产后崩漏、出血不止、心神烦乱。

〔用法用量〕口服：每次温饮50ml，每日2次。

处方来源　宋·《太平圣惠方》，《药膳食谱集锦》

第八节 产后血晕用药酒

毛鸡药酒Ⅱ

〔处　　方〕干毛鸡（或鲜毛鸡320g，均除去毛，内脏）160g • 当归160g • 红花160g • 赤芍15g • 桃仁15g • 白芷160g • 茯苓20g • 川芎160g • 千年健160g • 白酒17L

〔制　　法〕以上9味药，干毛鸡（鲜毛鸡不蒸）用蒸汽蒸15分钟，放凉，用白酒适量浸泡25日后，与当归等8味置容器内，加白酒（前后两次共17L）密闭泡45至55日，滤过即得。

〔功能主治〕活血通经，祛风除湿。用于妇女产后血晕，或肢体疼痛，及痛经、闭经等症。

〔用法用量〕口服：每次15～30ml，每日3次。

注意事项：感冒发烧、喉痛、目赤者禁用。

处方来源 《治疗与保健药酒》

〈附　　记〉产后血晕是产科的危重证之一，应高度重视，积极救治，毛鸡酒适用于瘀血上攻的轻证。

红花酒Ⅱ

〈处　　方〉红花9g • 蒲黄9g • 当归9g • 丹皮9g • 干荷叶9g • 川芎6g • 大黄3g • 黄酒500ml

〈制　　法〉将前7味捣碎或切成薄片，用黄酒煎至减半，去渣，备用。

〈功能主治〉破血逐瘀。用于产后血晕。

〈用法用量〉口服：每次温服50ml，日服2次。

处方来源 临床经验方

没药酒

〈处　　方〉制没药15g • 白酒30ml

〈制　　法〉将上药与白酒同置瓷缸中，研磨至尽，备用。

〈功能主治〉活血化瘀。用于产后血晕及腹痛。

〈用法用量〉口服：每日1剂，分2次温服。

处方来源 宋·《圣济总录》

参附酒Ⅱ

〈处　　方〉人参12g • 龙骨12g • 牡蛎12g • 制附子6g • 生姜2g • 红枣10g • 黄酒300ml

〈制　　法〉将前6味捣碎或切成薄片，用黄酒煎至减半，去渣，备用。

〈功能主治〉回阳固脱，滋阴潜阳。用于产后血晕（血脱气散型）。

〈用法用量〉口服：每次温服50ml，日服3次。

处方来源 临床经验方

逐血调中酒

〔处　　方〕生地黄100g · 生姜汁10ml · 白酒200ml

〔制　　法〕先将生地取汁煎三五沸，次入生姜汁并白酒煎一二沸，备用。

〔功能主治〕清热凉血，逐瘀调中。用于产后血晕，及辟风除血。

〔用法用量〕口服：每次先服紫汤（黑豆30g，炒令烟绝，以清水300ml煎沸，取汁热服之），再服药酒10ml，日服3次。

处方来源　明 ·《普济方》

第九节
产后血滞用药酒

归羽酒

〔处　　方〕当归40g · 鬼箭羽30g · 白酒600ml

〔制　　法〕将前2味捣碎或切成薄片，置容器中，加入白酒，以文火煮数百沸，候冷，密封，浸泡3日后，过滤去渣，即成。

〔功能主治〕补血和血，祛瘀止痛。用于产后血运欲绝、败血不散、脐腹疼痛等症。

〔用法用量〕口服：每次空腹温服15～20ml，每日早、晚各服1次。

处方来源　宋 ·《圣济总录》

刘寄奴酒Ⅲ

〔处　　方〕刘寄奴10g · 甘草10g · 黄酒50ml

〔制　　法〕将前2味捣碎或切成薄片，置砂锅内，加水60ml，煎至减半，再加入黄酒，煎至30ml，去渣，备用。

〔功　　用〕破血通经，散瘀止痛。用于妇女产后瘀阻血滞。

〔用法用量〕口服：1次顿服。未愈如法再制再服之。

处方来源　《百病中医药酒疗法》

驱风药酒

〔处　　方〕当归40g • 川芎40g • 川续断40g • 防风40g • 陈皮35g • 独活30g • 羌活30g • 虎杖100g • 葡萄干20g • 木香30g • 甘草30g • 50°白酒5L

〔制　　法〕将前11味捣碎或切成薄片，置容器中，分2次加入白酒，密封加热，浸泡，保持70～75℃。合并2次提取液，加蔗糖适量，搅拌，澄清后滤过，滤液静置半个月以上，取清液，即成。

〔功能主治〕舒筋活络，祛瘀生新。用于筋骨疼痛、寒结腹痛、产后瘀血不净。

〔用法用量〕口服：每次服30～50ml，日服1～2次。

处方来源　《药酒汇编》

黑桂酒

〔处　　方〕当归30g • 肉桂30g • 芍药30g • 炮姜30g • 生地30g • 蒲黄30g • 黑豆（炒熟去皮）30g • 炙甘草20g • 白酒2L

〔制　　法〕将前8味捣碎或切成薄片，入布袋，置容器中，加入白酒，密封，浸泡7日后，即可开封饮用。

〔功能主治〕调血活络，温中利水，清热除烦。用于产后气血瘀滞、身体肿胀，或泻痢寒热等症。

〔用法用量〕口服：每次服15～20ml，日服3次。

处方来源　宋·《圣济总录》

第十节 产后中风、风痉用药酒

川乌酒

〔处　　方〕制川乌（剉）250g • 黑豆（炒半黑）250g • 白酒3L

〔制　　法〕上药用酒浸泡，泻于铛内急搅，用绢滤取汁。

〔功能主治〕解痉止泻。用于治产后中风、身如角弓反张、口噤不语。

〔用法用量〕口服：温服50～100ml，若口不开者，撬开口灌之，未效，加乌粪400g炒，加入酒中服之，以瘥为度。

处方来源　明·《普济方》

石斛酒V

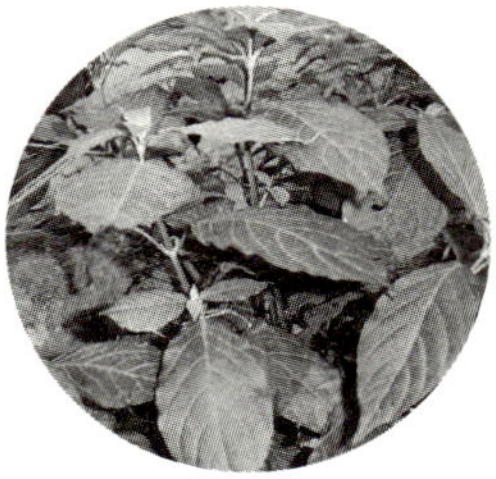

〔处　　方〕石斛60g • 制附子30g • 牛膝30g • 茵陈30g • 桂心30g • 川芎30g • 羌活30g • 当归30g • 熟地黄30g • 白酒1L

〔制　　法〕将前9味捣碎或切成薄片，入布袋，置容器中，加入白酒，密封，浸泡5～7日后，过滤去渣，即成。

〔功能主治〕滋阴益肾，活血祛风。用于产后中风、四肢缓弱、举体不仁者。

〔用法用量〕口服：不拘时候，多次温服10ml。

处方来源　宋·《太平圣惠方》

白术酒Ⅱ

〔处　　方〕白术150g • 葛根15g • 桂枝10g • 钩藤30g • 白酒500ml

〔制　　法〕上药共研细末，备用。或为粗末，入白酒，煎至减半，去渣，备用。

〔功能主治〕健脾，祛风，止痉。用于产后风痉、偏身冷直、口噤、不识人，兼治产后中风。

〔用法用量〕口服：散剂，每次用温酒调服6g；酒剂，每次温服10～15ml。日服3次，未效再服。

处方来源　《药酒汇编》

归芪酒Ⅲ

〔处　　方〕当归30g • 黄芪30g • 僵蚕50g • 葛根50g • 防风50g • 黄酒500ml

〔制　　法〕将前5味捣碎或切成薄片，入黄酒煎至减半，去渣，备用。

〔功能主治〕益气血，祛风止痉。用于产后风痉。

〈用法用量〉口服：每日1剂，分3次温服。

处方来源 临床经验方

〈附　　记〉产后风痉，多因产后体虚，外风引动内风所致，其证较产后中风为重。一般用本药酒疗之，多收良效，抽搐甚者，加钩藤。

加味四物酒Ⅱ

〈处　　方〉当归50g • 熟地50g • 白芍50g • 川芎20g • 黄芪30g • 防风100g • 葛根100g • 白酒1L

〈制　　法〉将前7味捣碎或切成薄片，置容器中，加入白酒，密封，浸泡7日后，过滤去渣，即成。

〈功能主治〉益气血，祛风通络。用于产后中风之轻证。

〈用法用量〉口服：每次温服10～15ml，日服3次。

处方来源 临床经验方

防风酒Ⅱ

〈处　　方〉防风50g • 独活50g • 瓜蒌10g • 桂心10g • 茵陈5g • 石斛15g • 白酒1L

〈制　　法〉将前6味捣为粗末或切成薄片，入布袋，置容器中，加入白酒，密封，浸泡3～7日后，过滤去渣，即成。

〈功能主治〉祛风养阴，温经通络。用于产后中风。

〈用法用量〉口服：初服10ml，渐加至30～40ml，日服3次。

处方来源 唐·《备急千金要方》

鸡粪酒

〈处　　方〉鸡粪（炒令黄）100g • 乌豆（炒令声绝勿焦）100g • 白酒350ml

〈制　　法〉上2味，先以白酒淋鸡粪，次淋豆取汁，备用。

〈功能主治〉祛风止痉。用于中风，尤其是产后中风。

〔用法用量〕口服：每服100ml，温服取汗，病重者日4～5次服之。

处方来源 唐·《备急千金要方》

独活人参酒

〔处　　方〕独活45g • 白鲜皮15g • 羌活30g • 人参20g • 白酒1L

〔制　　法〕将前4味共研粗末，和匀备用。或将以上各药切成薄片，加白酒密闭浸泡7天后服用。

〔功能主治〕祛风湿，益气血。用于产后中风、困乏多汗、体热头痛。

〔用法用量〕口服：用时每取药末10g，加水7份，白酒3份，煎至7份，去渣，待温，不拘时候，每次温服15～30ml。

处方来源 宋·《太平圣惠方》

独活当归酒Ⅱ

〔处　　方〕独活30g • 当归15g • 大乌豆250g • 白酒1L

〔制　　法〕将前2味捣碎，置容器中，加入白酒；再将大乌豆炒香，令青烟出，速投入酒中，密封，浸泡5日后，过滤去渣，即成。

〔功能主治〕益气血，祛风湿。用于产后中风、口噤。

〔用法用量〕口服：每次温服10ml，口噤灌之，日服3次。

处方来源 《药酒汇编》

独活酒Ⅴ

〔处　　方〕独活500g • 桂心90g • 秦艽150g • 白酒2L

〔制　　法〕将前3味捣碎或切成薄片，置容器中，加入白酒，密封，浸泡3～7日后，过滤去渣，即成。

〔功能主治〕祛风，温经，通络。用于产后中风。

〔用法用量〕口服：初服30～50ml，渐加至100ml，不能多服，日服2～3次，或随时饮之。

处方来源 唐·《备急千金要方》

独活紫汤

〔处　　方〕黑豆250g • 独活（切碎）25g • 白酒1L

〔制　　法〕于铁铫中炒黑豆令焦黑，候烟起，以白酒沃之，放瓷器中，每用酒100ml，去豆入独活同煎，约至50ml，去药渣温服。

〔功能主治〕治产后中风、形如角弓反张、口噤涎流、烦热身重、呕吐直视。

〔用法用量〕温服不拘时，以瘥为度。

处方来源　明·《普济方》

寄生黑豆酒

〔处　　方〕黑豆250g • 桑寄生200g • 白酒1.5L

〔制　　法〕将桑寄生捣碎，置容器中，加入白酒；再将黑豆炒香，投入酒中，密封，浸泡5日后，过滤去渣，即成。

〔功能主治〕养阴柔肝，祛风通络。用于产后中风、口噤、腰背疼痛。

〔用法用量〕口服：不拘时服，每次温服10ml。

处方来源　《百病中医药酒疗法》

黄土酒

〔处　　方〕灶中黄土60g • 干姜（炮）60g • 白酒1L

〔制　　法〕上药等份，捣碎为散。

〔功能主治〕温中止痉。用于产后风痉。

〔用法用量〕口服：每日以温酒调3g服。

处方来源　宋·《圣济总录》

黄芪防风酒

〔处　　方〕黄芪60g • 防风60g • 川椒60g • 白术60g • 牛膝60g • 葛根60g • 炙甘草60g • 山萸肉30g • 秦艽30g • 地黄30g • 当归30g • 制乌头30g • 人参30g • 独活10g • 肉桂3g • 制附子30g • 白酒2L

〔制　　法〕将前16味共为粗末或切成薄片，入布袋，置容器中，加入白酒，密封，浸泡5～7日后，过滤去渣，即成。

〔功能主治〕祛风止痛，活血通络。用于产后中风、半身不遂、言语不利、腰腿疼痛等症。

〔用法用量〕口服：不拘时，每次温服10ml。

处方来源 明·《普济方》

黄芪酒V

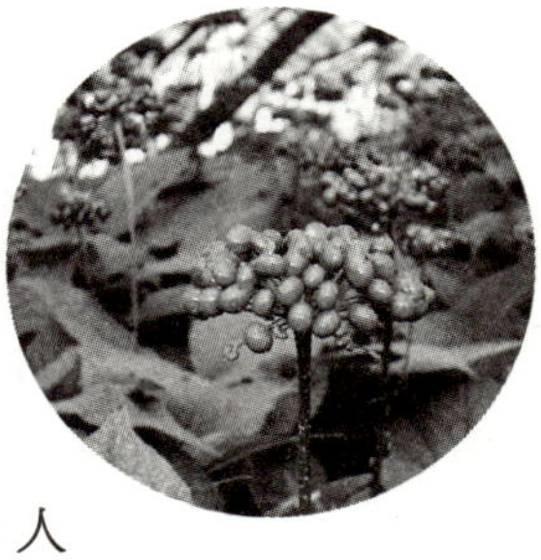

〔处　　方〕黄芪90g • 蜀椒90g • 白术90g • 牛膝90g • 葛根90g • 防风120g • 川芎60g • 炙甘草60g • 细辛60g • 山茱萸60g • 秦艽60g • 制附子60g • 干姜60g • 制乌头60g • 当归60g • 人参60g • 独活10g • 桂心10g • 白酒4L

〔制　　法〕将前18味细切加麻豆，入布袋，置容器中，加入白酒（白酒），密封，浸泡5～7日后，过滤去渣，即成。

〔功能主治〕健脾益气养血，祛风通络。用于产后中风偏枯、半身不遂、言语不利、疼痛无力。

〔用法用量〕口服：不拘时，每次温服10～15ml。

处方来源 宋·《圣济总录》

〔附　　记〕凡产后中风，多因产后体虚，外风乘虚侵袭所致。此为产后中风重证，须久治缓图，其效始著。

僵蚕豆淋酒

〔处　　方〕黑豆250g • 僵蚕250g • 白酒1L

〔制　　法〕将黑豆炒焦，用白酒淋之，绞汁去渣，贮净瓶内，加入僵蚕，密封，浸泡5日后，过滤去渣，即成。

〔功能主治〕补虚祛风。用于产后中风诸病。

〔用法用量〕口服：每次温服50ml，每日3次。

处方来源 《百病中医药酒疗法》

第十一节
其他产后用药酒

一、产后腹泻用药酒

红糖酒Ⅱ

〔处　　方〕黄酒250ml • 红糖120g

〔制　　法〕先将黄酒置煮锅中，加热至沸后再加入红糖，继续煮沸至2～3分钟，以杀灭红糖内细菌，然后倾入碗中。

〔功能主治〕温中止泻。用于产后单纯性腹泻，或受冷至腹痛腹泻。

〔用法用量〕口服：趁热1次服下，最好在早晨空腹时服之。

处方来源　《中华妇产科杂志》1957，（4）：312

二、产后食欲不振用药酒

白术生姜酒

〔处　　方〕白术250g • 生姜300g • 白酒2L

〔制　　法〕上药切片，以水酒各半，缓火煎取500ml。

〔功能主治〕温中健脾。用于产后食欲不振。

〔用法用量〕口服：每次50～100ml，每日2次。

处方来源　唐·《外台秘要》

第九章 带下用药酒

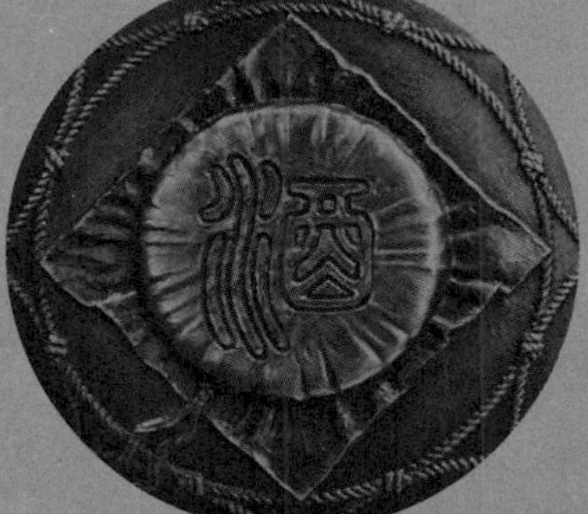

二仙酒

〔处　　方〕金樱子120g • 芡实肉120g • 米酒1L • 食盐0.1g

〔制　　法〕将前2味捣碎，置容器中，加入米酒，密封，经常振摇，浸泡7日后，开封，加入食盐，隔水蒸煮，过滤去渣，即成。

〔功能主治〕益气补元，收敛止带。用于白浊、带下等。

〔用法用量〕口服：每次服30～50ml，日服2次。

处方来源　《药酒汇编》

马鬃散酒

〔处　　方〕白马鬃60g • 龟甲120g • 鳖甲50g • 牡蛎50g • 黄酒600ml

〔制　　法〕将前4味共研细末或打碎，备用。

〔功能主治〕调经，补肾，止带。用于带下。

〔用法用量〕口服：每服药末1～1.5g，放入酒杯中，冲入黄酒（约20～30ml），调匀，空腹服之，日服3次。

处方来源　《药酒汇编》

木槿皮酒

〔处　　方〕木槿皮60g • 白酒750ml

〔制　　法〕将上药洗净，切碎，置容器中，加入白酒，盖好，用文火煮服250ml。或用白酒浸泡7日后，过滤去渣，即成。

〔功能主治〕清热，利湿，止带。用于赤白带下等。

〔用法用量〕口服：每次服15～30ml，日服2次。

处方来源　《民间百病良方》

四味细辛酒

〔处　　方〕细辛60g • 白酒500ml

〔制　　法〕将上药洗净，切碎，置容器中。加入白酒，密封，浸泡7日后，过滤去渣，即成。

〔功能主治〕理气活血，祛湿散寒，祛瘀解毒。用于白带、劳伤、腰腿痛、跌打损伤、疖肿等。

〔用法用量〕口服：每次服10～15ml，日服2次。

处方来源 《民间百病良方》

冬瓜子酒

〔处　　方〕冬瓜子200g • 黄酒500ml

〔制　　法〕将冬瓜子炒黄，压碎，置容器中，加入黄酒，密封，浸泡10日后，过滤去渣，即成。

〔功能主治〕祛湿利尿，解毒消炎，滋阴补肾。用于白带、肾虚尿浊等。

〔用法用量〕口服：每次服15～30ml，日服2次。

处方来源 《民间百病良方》

芍药酒

〔处　　方〕芍药150g • 黄芪150g • 生地黄150g • 艾叶50g • 白酒3L

〔制　　法〕上药切细，如麻豆大，用绢袋盛酒，浸一宿。

〔功能主治〕益气生精，温中止带。用于治妇人血伤兼赤白带下。

〔用法用量〕口服：每次服20ml，日服3次，饭前随量温饮之。

处方来源 宋·《圣济总录》

〔附　　记〕中医认为带下有虚实之分，虚者责之脾肾，实者不离于湿，方中地黄、芍药、黄芪，滋阴柔肝健脾，艾叶温中除湿，所以本方治疗以脾肾两虚为主的带下方。

地骨皮酒Ⅱ

〔处　　方〕地骨皮90g • 炙萆薢50g • 炙杜仲50g • 白酒1L

〔制　　法〕将前3味捣碎或切成薄片，置容器中，加入白酒，密封，隔水煮1小时，取出候冷，去渣即成。

〔功能主治〕利湿祛风，补肝益肾。用于带下、风湿腰痛、小便频数、混浊等。

〔用法用量〕口服：不拘时饮，常令微醉。

处方来源 《药酒汇编》

芹菜子酒

〔处　　方〕芹菜子50g • 黄酒500ml

〔制　　法〕将上药捣碎，置容器中，加入黄酒，密封，浸泡5～7日后，过滤去渣，即成。

〔功能主治〕健脾暖胃，固肾止带。用于带下、产后脘腹冷痛等。

〔用法用量〕口服：每次服20ml，日服2次。

处方来源 《民间百病良方》

龟胶酒

〔处　　方〕龟板胶100g • 黄酒500ml

〔制　　法〕将上药同黄酒煮化即成。

〔功能主治〕滋阴补血，止血止带。用于妇女赤白带下、淋漓不止者。

〔用法用量〕口服：早晨1次顿服。连服5～7日为1个疗程。

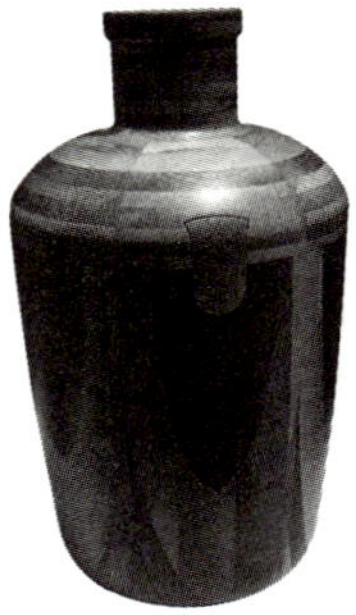

注意事项：凡脾胃虚寒、腹胀便溏者忌服。

处方来源 《民间百病良方》

松罗酒

〔处　　方〕松罗120g • 甜酒100ml

〔制　　法〕将松罗烧灰，研末，置茶杯中；另取甜酒煮沸，冲入茶杯中，调匀，即成。

〔功能主治〕清热，调经，止带。用于妇女白带。

〔用法用量〕口服：趁热1次顿服。日服1次。

处方来源 《民间百病良方》

刺梨根酒

〔处　　方〕刺梨根250g • 金毛狗脊120g • 白酒1000ml

〔制　　法〕将前2味洗净，切碎，置容器中，加入白酒，密封，浸泡7日后，过滤去渣，即成。

〔功能主治〕止带。用于赤白带下。

〔用法用量〕口服：每次服15～30ml，日服2次。

处方来源　《药酒汇编》

参术酒Ⅱ

〔处　　方〕党参30g • 生苡仁30g • 白术35g • 茯苓25g • 白酒500ml

〔制　　法〕将前4味捣碎或切片，置容器中，加入白酒，密封，浸泡7日后，过滤去渣，即成。

〔功能主治〕益气健脾，利湿止带。用于白带（脾虚型）。

〔用法用量〕口服：每次服15～30ml，日服3次。

处方来源　临床经验方

南木香酒

〔处　　方〕南木香30g • 白酒500ml

〔制　　法〕将上药切碎，置容器中。加入白酒，密封，浸泡7日后，过滤去渣，即成。

〔功　　用〕解毒杀虫。用于带下（阴道炎、阴道滴虫等）。

〔用法用量〕口服：每次服15～30ml，日服2～3次。

处方来源　《民间百病良方》

〔附　　记〕临床应用，常加入百部、苦参各15g同浸。用之临床，效果尤佳。

厚朴酒

〔处　　方〕厚朴5g • 肉桂3g • 白酒50ml

〔制　　法〕厚朴以酒煮两沸，去药渣。并将肉桂研粉调入酒中一夜。

〔功　　用〕温补下焦，行气止带。用于治妇人下焦虚冷、膀胱肾气损伤虚弱、白带过多。

〔用法用量〕口服：空腹1次服完，每日1剂。

处方来源 唐·《千金要方》

星宿菜酒

〔处　　方〕星宿菜根30g • 甜酒100ml

〔制　　法〕将上药洗净，切碎，加水煎取浓汁，兑入甜酒，调匀，即成。

〔功能主治〕活血化瘀，通经活络。用于白带、月经不调、小便不利等。

〔用法用量〕口服：每日1剂，分3次温服。

处方来源 《民间百病良方》

麻子酿酒

〔处　　方〕麻子5kg • 酒曲1kg

〔制　　法〕上药先捣麻子为末，用水20kg放入釜中，蒸麻子极熟，炊一石米倒出去滓，随汁多少如常酿法，候熟取清。或麻子浸酒一宿，去滓饮酒。

〔功能主治〕活血化瘀，止带，服之令人肥健。用于治伤寒风湿、手足疼痛、妇人带下、经来不调、产后恶露不净。

〔用法用量〕适量温服。

处方来源 唐·《千金要方》

〔附　　记〕《历代名医良方注释》认为，麻子酒用治“产后血不去”，即是应用其活血化瘀作用，凡产后血瘀兼有大便干结者，适用本方治疗。

槐枝酒Ⅱ

〔处　　方〕槐树嫩枝60g • 白酒500ml

〔制　　法〕将上药洗净，切碎，置容器中，加入白酒，密封，浸泡

10～15日后，过滤去渣，即成。

〔功能主治〕清热凉血止血。用于崩漏、赤白带下。

〔用法用量〕口服：每次服10～15ml，日服2次。

处方来源 《民间百病良方》

蜈蚣七酒

〔处　　方〕蜈蚣15g • 白酒500ml

〔制　　法〕将上药洗净，切碎，置容器中，加入白酒，密封，浸泡7日后，过滤去渣，即成。

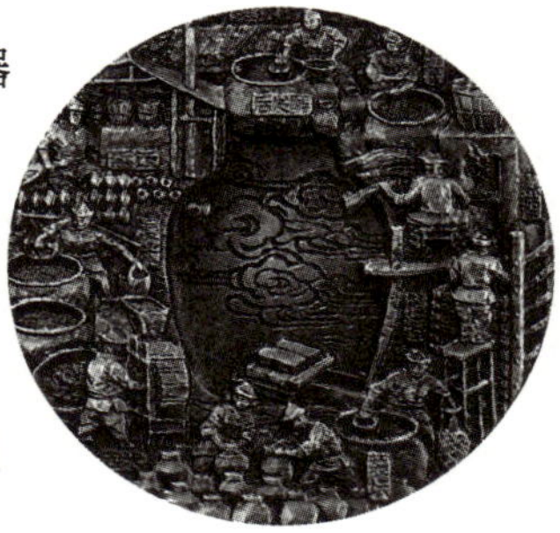

〔功能主治〕祛风除湿，活血祛瘀，利尿消肿。用于妇女白带、淋症、风湿疼痛、跌打损伤等。

〔用法用量〕口服：每次服10～15ml，日服2次。

处方来源 《民间百病良方》

鳖甲酒Ⅱ

〔处　　方〕鳖甲9g • 白酒20ml

〔制　　法〕将上药焙黄，研末，备用。

〔功能主治〕滋阴补肾。用于肾虚带下（多因分娩次数过多，或早婚而损伤肾气，带下量多、淋漓不尽、腰胀）。

〔用法用量〕口服：每取药末9g，用白酒20ml送服，日服1次。

处方来源 《民间百病良方》

第十章 妊娠用药酒

第一节 妊娠出血用药酒

第二节 妊娠风寒用药酒

第三节 妊娠腰痛用药酒

第一节 妊娠出血用药酒

安胎当归酒Ⅱ

〔处　　方〕当归30g • 炙阿胶30g • 川芎30g • 人参30g • 大枣12枚 • 艾叶20g • 黄酒2L

〔制　　法〕上药切片用黄酒和水2L，煮至减半，去渣，兑入阿胶，溶化即成。

〔功能主治〕益气血，安胎元。用于妊娠5个月，因活动不慎或受惊吓，胎动不安、小腹痛引腰脊、小便痛、下血。

〔用法用量〕口服：每次服50ml，日服2次。

处方来源　唐·《外台秘要》

红旱莲酒

〔处　　方〕红旱莲30～60g • 白酒500ml

〔制　　法〕将上药洗净，切碎，置容器中，加入白酒，密封，浸泡7日后，过滤去渣，即成。

〔功能主治〕凉血止血，清热解毒。用于子宫出血、外伤出血、疮疖肿痛、吐血咯血等症。

〔用法用量〕口服：每次服10ml，日服2次。

处方来源　《民间百病良方》

鸡子阿胶酒Ⅱ

〔处　　方〕鸡子黄4枚 • 阿胶40g • 青盐3g • 米酒500ml

〔制　　法〕将米酒倒入坛中，置文火上煮沸，入阿胶，化尽后再入鸡子黄、青盐。待冷后备用。

〔功能主治〕补虚养血，滋阴润燥，止血，熄风。用于体虚乏力、妊娠胎动不安、胎漏下血、崩漏、子宫出血等。

〔用法用量〕口服：每次随量服之，每日早、晚各服1次。

处方来源 明·《永乐大典》

胶艾酒

〔处　　方〕阿胶30g • 当归30g • 艾叶10g • 川芎10g • 甘草10g • 生地10g • 白芍20g • 黄酒500ml

〔制　　法〕上药除阿胶外，余各药捣碎，置砂锅内，冲入黄酒，置文火上煮沸，取下待温，过滤去渣，倒入砂锅内，放入阿胶，置文火上煮，待阿胶化尽后，即成。

〔功能主治〕补血活血，止血安胎。用于妊娠顿仆失踞、胎动不安、下血。

〔用法用量〕口服：每日1剂，空腹分3次服尽。

处方来源 《药酒汇编》

第二节 妊娠风寒用药酒

芍药参归酒

〔处　　方〕芍药200g • 人参100g • 当归100g • 甘草（炙）100g • 白术50g • 厚朴（制）100g • 薤白（切）200g • 生姜（切）200g • 白酒4L

〔制　　法〕上药以水5L，酒4L，煮取3L。

〔功能主治〕用于妊娠8个月，若中风寒，有所犯触，全身疼痛、乍寒乍热、胎动不安、眩晕头痛、绕脐下寒、时时小便、面色如米汁、或青或黄、或寒慄、腰背冷痛、目光呆滞。

〔用法用量〕口服：分4次服，日3夜1。

注意事项：忌海藻、菘菜、桃、李、雀肉等。

处方来源 宋·《妇人良方》

第三节 妊娠腰痛用药酒

丹参酒Ⅳ

〔处　　方〕丹参50g • 益母草50g • 杜仲30g • 黄酒300ml

〔制　　法〕将前3味切碎，置容器中，加入黄酒和水300ml，煎至减半，去渣，待温，备用。

〔功能主治〕活血通络。用于妊娠腰痛（瘀血阻络型）。

〔用法用量〕口服：每日1剂，分3次温服。

处方来源　临床经验方

枣盐酒

〔处　　方〕红枣（烧令黑）14枚 • 食盐（煅）3g • 黄酒80ml

〔制　　法〕将前2味共研细末，入酒共煮1分钟，候温，待用。

〔功能主治〕温中和胃。用于妊娠4～5个月时心腹绞痛不止。

〔用法用量〕口服：每日1剂，分2次温服。

处方来源　《药酒汇编》

益肾安胎酒

〔处　　方〕人参9g • 白术9g • 杜仲9g • 川续断9g • 桑寄生9g • 益智仁9g • 阿胶9g • 菟丝子9g • 补骨脂9g • 艾叶6g • 黄酒250ml

〔制　　法〕上药（10味）加水煎2次，取浓汁250ml，兑入黄酒，和匀，备用。

〔功能主治〕扶阳，益肾，安胎。用于妊娠腰酸腿软、小腹冷痛、白带下注、四肢不温、头眩健忘、面色晦暗等。

〔用法用量〕口服：每日1剂，分3次温服。

处方来源　《药酒汇编》

破故纸酒

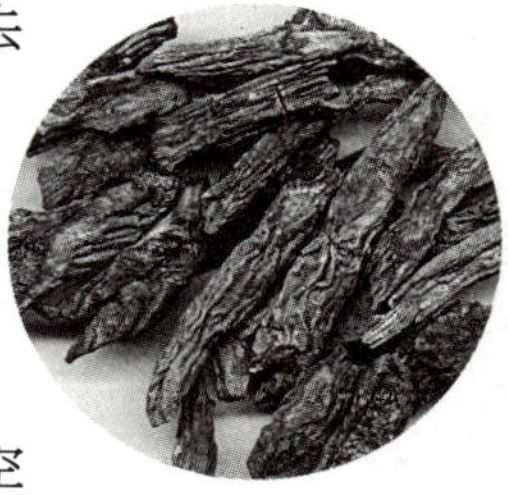

〔处　　方〕破故纸60g（炒香）• 胡桃5个（去油）• 黄酒5L

〔制　　法〕将前2味共研细末，备用。

〔功能主治〕温肾通气。用于妊娠腰痛不可忍。

〔用法用量〕口服：每次取药末6g，加入黄酒500ml，煎煮沸后1分钟后，候温，空腹服之，日服2次。

处方来源　《药酒汇编》

紫酒

〔处　　方〕大黑豆30g • 川续断20g • 黄酒100ml

〔制　　法〕将黑豆炒至香熟，川断切碎，入砂锅中，加入黄酒煎至70ml，去渣，待温，备用。

〔功能主治〕补肾壮腰，通络止痛。用于妊娠腰痛。

〔用法用量〕口服：空腹1次顿服，不愈如法再制再服。

处方来源　明·《本草纲目》

第十一章 其他妇科用药酒

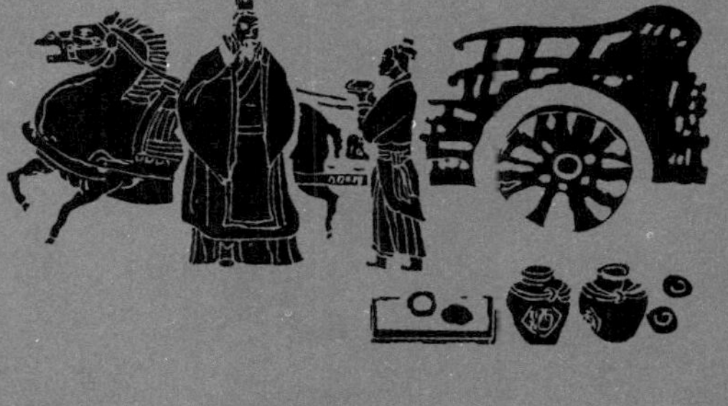

一、妇人嫁痛用药酒

芍草姜桂酒

〔处　　方〕甘草50g • 芍药25g • 生姜30g • 桂心20g • 白酒200ml

〔制　　法〕以上4味切碎，用酒，煮沸15分钟，去渣。

〔功能主治〕解痉，止痛。用于治小户（小户：女子生殖器小者）嫁痛连日。

〔用法用量〕口服：一次服完。

处方来源　唐 ·《千金要方》

将军酒

〔处　　方〕大黄15g • 白酒100ml

〔制　　法〕将大黄切片，用酒煮沸15分钟后，服用。

〔功能主治〕活血止痛。用于嫁痛。

〔用法用量〕口服：1次服完。

处方来源　唐 ·《千金要方》

二、妇人杂病用药酒

天麻酒Ⅳ

〔处　　方〕天麻（切）100g • 牛膝100g • 制附子100g • 制杜仲100g • 白酒2.5L

〔制　　法〕上药细剉，以生绢袋盛，用好酒密闭浸泡7日。

〔功能主治〕养血，益精，祛风。用于治妇人风痹、手足不遂。

〔用法用量〕口服：每次30ml，每日1次。

处方来源　明 ·《普济方》

石楠细辛酒

〔处　　方〕石楠100g（一方用石韦）• 细辛100g • 天雄100g • 茵陈100g • 山茱萸100g • 干姜100g • 薯蓣100g • 防风100g • 贯众100g • 独活100g • 蘼芜100g • 白酒5L

〔制　　法〕以上11味切碎，用酒渍5日。

〔功能主治〕祛风止痛。用于治妇人自少患风、头眩眼疼。
〔用法用量〕口服：初饮30ml，每日3次，稍稍加之。

处方来源　唐·《千金要方》

淫羊藿浸酒

〔处　　方〕淫羊藿100g • 牛膝（去苗）100g • 制附子（炮裂，去皮脐）100g • 石楠叶50g • 杜仲（去粗皮，微炙）100g • 白酒2.5L
〔制　　法〕上药细剉，用生绢袋盛，用好酒密闭浸泡7日。
〔功能主治〕补火，祛风。用于妇人风痹、手足不遂。
〔用法用量〕口服：每次温饮50ml。

处方来源　宋·《太平圣惠方》

附子酒Ⅲ

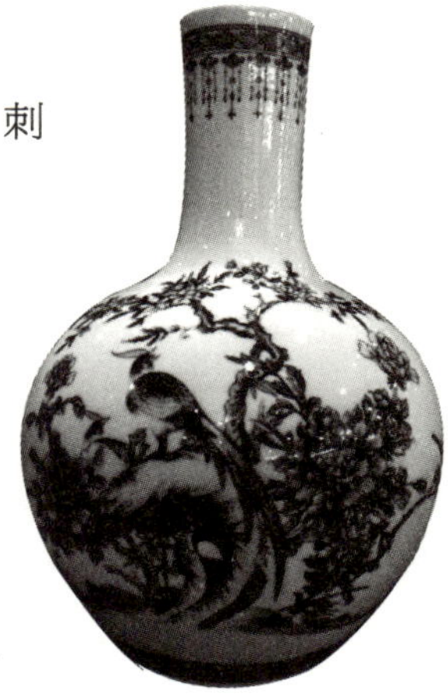

〔处　　方〕制附子（不去皮）50g • 皂角刺50g • 白酒1L
〔制　　法〕上药细剉，分为二处，用好酒入上药，慢火煨，候干至半瓶，再合作一处，用泥密封口二宿即可。
〔功能主治〕祛风，养血。用于治痛风、妇人血风、身上瘙痒。
〔用法用量〕口服：每次温服50~100ml，不拘时候，无效再服。

注意事项：阴虚火旺者忌。

处方来源　明·《普济方》

〔附　　记〕血风瘙痒：《普济方》卷317，“由体寒受风邪，风入腠理，与血气相搏，而俱往来于皮肤之间，邪气微不能为痛，但瘙痒也”。

枣子酒Ⅱ

〔处　　方〕斑蝥1枚 • 肥枣1枚 • 白酒20ml

〔制　　法〕用斑蝥1枚，去足头翅，好肥枣1枚，劈开去核，安斑蝥在内，用湿纸包，温火中煨熟。

〔功能主治〕用于治奔豚气。

〔用法用量〕去斑蝥不用，将枣子细嚼，热酒送下，空腹服之。

处方来源　明·《普济方》

〔附　　记〕奔豚：五积之一，为肾积，脏躁证的一种，类似于癔病，如神经病。妇女多患之，精神受刺激而诱发，症状为自觉有气从小腹部发出，经胸部，向咽喉游走性的冲撞和腹部绞痛等。可反复发作，有时可出现幻听、幻视、语言荒诞错谬等。

狗脊浸酒方

〔处　　方〕狗脊（去毛）10g • 牛膝（去苗）25g • 丹参30g • 当归（剉，微炒）10g • 川芎10g • 桂心10g • 防风10g • 萆薢10g • 淫羊藿10g • 天蓼木25g • 川椒（去目及闭口者微炒去汗）8g • 白酒1L

〔制　　法〕上药，细剉，以生绢袋盛，用好酒浸7日。

〔功能主治〕温经，祛风，补血。用于妇人风痹、手足不遂、肢节急强。

〔用法用量〕每次温饮一小盏，常令有酒气，每饮取1L，即添酒1L，总量至五斛即住。

处方来源　宋·《太平圣惠方》

椒附酒

〔处　　方〕蜀椒50g • 制附子50g • 生干地黄（焙）50g • 当归50g • 牛膝50g • 细辛50g • 薏苡仁50g • 酸枣仁50g • 麻黄50g • 杜仲50g • 萆薢50g • 五加皮50g • 蚕沙50g • 羌活50g • 白酒5L

〔制　　法〕上14味生用，切细。用好酒密闭浸泡5日。

〔功能主治〕养血，益精，祛风，通络。用于治妇人半身不遂、肌肉偏枯、或言语微涩、或口眼㖞斜、举动艰辛。

〔用法用量〕口服：每日不拘时温饮一盏，常觉醺醺为妙，或病势急，即将酒煎沸，乘热投入药，候冷即随饮之。

处方来源 宋·《圣济总录》

三、更年期综合症用药酒

更年乐药酒

〔处　　方〕淫羊藿15g • 制首乌10g • 熟地黄10g • 首乌藤10g • 核桃仁10g • 川续断10g • 桑椹10g • 补骨脂10g • 当归10g • 白芍10g • 人参10g • 菟丝子10g • 牛膝10g • 车前子10g • 黄柏10g • 知母10g • 生牡蛎20g • 鹿茸5g • 白酒2L

〔制　　法〕将以上诸药共研为粗末，纱布袋装，扎口，置入干净容器内，加白酒浸泡，密封容器。14日后开封，取出药袋，压榨取液，合并榨取液与药酒后即可过滤，装瓶备用。

〔功能主治〕补益肝肾，宁心安神。用于更年期肝肾亏虚、阴阳失调所致耳鸣健忘、腰膝酸软、自汗盗汗、失眠多梦、五心烦热、情绪不稳定等。可用于更年期综合症。

〔用法用量〕口服：每日早、晚各服1次，每次服10～15ml。

注意事项：痰热内盛者忌服。

处方来源 《临床验方集》

〔附　　记〕本药酒对妇女更年期的此类病症具有一定的保健和辅助治疗作用。

调理冲任酒

〔处　　方〕仙茅15g • 淫羊藿15g • 当归15g • 巴戟天15g • 知母10g • 黄柏10g • 白酒800ml

〔制　　法〕诸药研成粗末，纱布袋装，扎口，白酒浸泡。密封14日后，取出药袋，压缩取液。将榨得的药液和药酒混合，静置，过滤，装瓶备用。

〔功能主治〕温肾阳，补肾精，泻肾火，调冲任。用于妇女更年期综合症，月经不调、头晕耳鸣、腰膝酸软、肢体乏力。也可用于更年期高血症、更年期精神病（属阴阳俱虚，虚火上炎者）。

〔用法用量〕口服：每次服15～20ml，日服2次。

处方来源 《妇产科学》

〔附　　记〕此为现代经验方，从“二仙汤”化裁而成。临床屡用，效果良好。

四、经前乳胀用药酒

九味消胀酒

〔处　　方〕制香附50g • 郁金20g • 合欢皮20g • 婆罗子30g • 路路通30g • 青桔叶15g • 川楝子15g • 乌药15g • 白酒600ml

〔制　　法〕将前8味捣碎，置容器中，加入白酒，密封，浸泡7日后，即可取用。

〔功能主治〕舒肝开郁，疏通经络，调经止痛。用于经前乳胀。

〔用法用量〕口服：每次服15～30ml，日服2～3次。

处方来源 临床经验方

〔附　　记〕临床应用效佳。可随证加味，脾虚加白术、陈皮、枳壳；血虚加当归、黄芪；冲任虚寒加肉桂、淫羊藿。

红藤酒Ⅰ

〔处　　方〕红藤12g • 白头翁12g • 黄酒200ml

〔制　　法〕将前2味切碎，置容器中，加入黄酒，煎至减半，去渣，待温，备用。

〔功能主治〕清利湿热，活血通络。用于经前乳胀、小腹两侧吊痛、兼止带下。

〔用法用量〕口服：每日1剂，分2～3次服。

处方来源 《药酒汇编》

调经消胀酒

〔处　　方〕制香附12g • 红花12g • 小茴香12g • 当归18g • 炒茜草18g • 鸡血藤18g • 月月红36g • 益母草36g • 米酒1.5L

〔制　　法〕将前8味捣为粗末，置容器中，加入米酒，密封，浸泡10日后，过滤去渣，即成。

〔功能主治〕活血调经，理气消胀。用于气滞血瘀所致的经前乳胀、月经不调、痛经等症。

〔用法用量〕口服：每次服30ml，日服3次。

处方来源 《药酒汇编》

五、流产用药酒

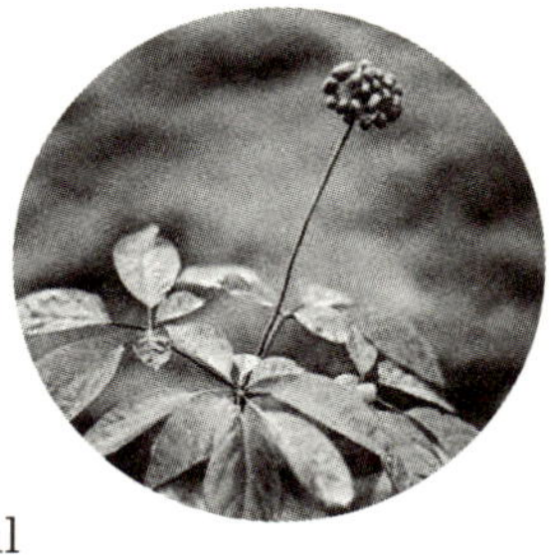

乌鸡安胎酒

〔处　　方〕乌雌鸡（治如食法）1只 • 茯苓24g • 吴茱萸15g • 芍药36g • 白术36g • 麦门冬20g • 人参36g • 阿胶24g • 甘草24g • 生姜12g • 白酒150ml

〔制　　法〕上药细切，用水5L，煮鸡取汁4L，去鸡下药煎取3L，加入酒，并胶，烊尽，放温。

〔功能主治〕安胎。用于妊娠1月，举重腰痛、腹满胞急、卒有所下。

〔用法用量〕口服：每服250ml，每日3次。

处方来源 唐・《千金要方》

当归酒V

〔处　　方〕炙当归60g • 芍药60g • 生地黄70g • 白酒140ml

〔制　　法〕将前2味共研细末，备用。

〔功能主治〕清热凉血，活血止血。用于妊娠堕胎后出血不止。

〔用法用量〕口服：每取药末9g，以白酒20ml，生地黄10g，于银器内，慢火煎至七分，去渣。温服，以恶血下为度。

处方来源 明·《普济方》

〔附　　记〕芍药用赤芍为宜。

安中酒

〔处　　方〕甘草（炙）10g • 芍药15g • 当归15g • 人参15g • 生地黄15g • 川芎15g • 五味子5g • 麦门冬15g • 大枣（擘）12g • 生姜6g • 大麻仁8g • 黄芩6g • 清酒1L

〔制　　法〕上药以水7L、清酒煮取250ml。

〔功能主治〕养血滋阴。曾伤五月胎者预服此方。

〔用法用量〕口服：分4次服，日3次夜1次，7日后再服1剂。

注意事项：忌海藻、菘菜。

处方来源 宋·《妇人良方》

安胎当归酒Ⅰ

〔处　　方〕当归50g • 阿胶（炙）50g • 川芎50g • 人参50g • 大枣20g • 艾叶15g • 白酒3L

〔制　　法〕上药各药除阿胶外，以酒水各3L，煮至3L，去药渣，放入阿胶。

〔功能主治〕安胎。用于妊娠5月，因活动不慎或受惊吓，胎动不安、小腹痛引腰络、小便疼、下血。

〔用法用量〕口服：每次服30ml，日服3次。

处方来源 唐·《外台秘要》

地黄酒方

〔处　　方〕生地黄（炒）15g • 蒲黄（炒）3g • 生姜3g • 白酒50ml

〔制　　法〕将前3味切碎，置银器内，加入白酒，以文火煎至30ml，去渣，备用。

〔功能主治〕清热凉血，活血祛瘀。用于妊娠堕胎、胞衣不下。
〔用法用量〕口服：每日1剂，分数次温服。未下更服。

处方来源　宋·《圣济总录》

竹茹酒

〔处　　方〕青竹茹（碎断）60g • 阿胶20g • 黄酒400ml
〔制　　法〕将上药用黄酒煮至数十沸，待阿胶烊化，过滤去渣，候冷，备用。
〔功能主治〕解痛，舒经，止血，安胎。用于妊娠失坠、胎损腹痛、下血等。
〔用法用量〕口服：每日1剂，分早、中、晚各服1次。

处方来源　宋·《太平圣惠方》

黄酒煮鸡蛋

〔处　　方〕黄酒500ml • 鸡蛋黄14枚
〔制　　法〕上药放在铝锅中，以小火炖煮，至稠黏时即可，待冷，存瓶罐中备用。
〔功能主治〕滋阴润燥，养血安胎。用于治妊娠胎动、胎漏出血。
〔用法用量〕口服：频频适量服用。

处方来源　《药膳食谱集锦》

菊花安胎酒

〔处　　方〕菊花（如鸡子大）10g • 麦门冬（去心）12g • 麻黄（去节）10g • 阿胶（炙）15g • 生姜8g • 甘草（炙）6g • 当归12g • 半夏（洗）10g • 人参6g • 大枣（擘）12g • 清酒150ml
〔制　　法〕上药用水2L，煮减一半，加入清酒，并阿胶，煎取150ml。
〔功能主治〕安胎。用于妊娠4月，有寒，泛泛欲吐、胸满不食、小便如淋、脐下苦急、卒中风寒、颈项强痛、或腰背腹痛、或时胎上、胸烦不安、卒有所下症。

〔用法用量〕口服：分3次服，温卧，当汗，以粉扑之，避风寒4、5日。

❗ 注意事项：忌海藻、菘菜、酢物、桃李、雀肉等。

处方来源 宋·《妇人良方》

银芋酒

〔处　　方〕芋根60g • 银花150g • 白酒10ml

〔制　　法〕上药加水煎500ml煎至300ml，兑入白酒，和匀，即成。

〔功能主治〕清热凉血，活血祛瘀。用于妊娠胎动欲堕、腹痛不可忍。

〔用法用量〕口服：每日1剂，分3次温服。

处方来源 宋·《圣济总录》

葱白当归酒

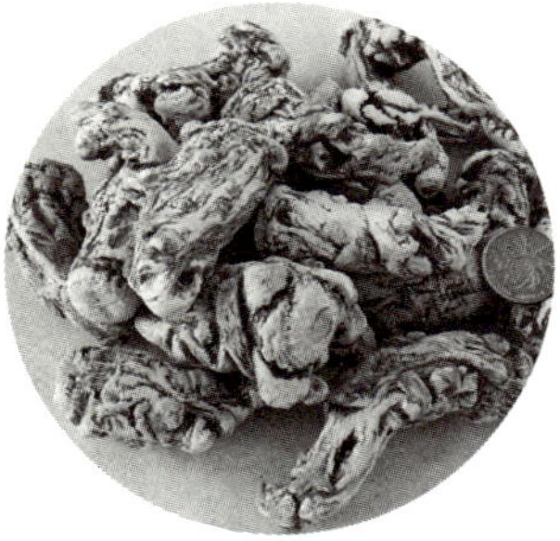

〔处　　方〕葱白6g • 当归10g • 白酒250ml

〔制　　法〕上2味切，以水酒煮取100ml。

〔功能主治〕养血活血。用于妊娠腹痛、胎动不安、先兆流产。

〔用法用量〕口服：分二次服完。

❗ 注意事项：孕妇不宜。

处方来源 唐·《外台秘要》

〔附　　记〕当归煎剂或醇浸膏对人体子宫有兴奋作用，使子宫呈慢向有节律的收缩，按此而论，本方不宜用于孕妇，其效果尚待进一步研究。先兆流产包括胎漏与胎动不安，酒能助阳，总有化热之嫌，孕妇宜忌，尤其阴虚阳盛者，更为不妥。何况药酒中有的是古人的个案验方，现在看来并非适宜，但为了使中医学宝库中的宝藏不轻易丢失，在没有作深入研究之前不轻易删去，以供参考，各方多以水酒合用，亦有多为煮酒，故乙醇含量较轻，也是值得注意的特点。

蒲黄酒

〈处　　方〉炒蒲黄10g • 槐子10g • 黄酒100ml

〈制　　法〉将前2味捣碎，用黄酒煎至60ml。去渣，候温，备用。

〈功能主治〉活血祛瘀。用于妊娠堕胎。

〈用法用量〉口服：每日1剂，分2次温服。未下更服。

处方来源　宋·《圣济总录》

〈附　　记〉用治胞衣不下，效果亦佳。

翻白草根酒

〈处　　方〉翻白草根30g • 白酒500ml

〈制　　法〉将上药洗净，切碎，置容器中，加入白酒，密封，浸泡10日后，过滤去渣，即成。

〈功能主治〉清热解毒，止血消肿。用于流产、下血、崩漏、产后脚软等。

〈用法用量〉口服：每次服10ml，日服2次。

处方来源　《民间百病良方》

六、人流综合症用药酒

扩宫药酒

〈处　　方〉细辛10g • 荜茇30g • 乌药15g • 乳香30g • 没药30g • 三七30g • 蜈蚣5条 • 75%乙醇（酒精）500ml

〈制　　法〉将上药研成粗末，加入乙醇中浸泡20日，过滤后备用。

〈功能主治〉止血止痛，镇静消炎。用于人工流产术中扩张子宫颈、预防人工流产综合征。

〈用法用量〉在人工流产手术中，用棉球蘸药酒放入患者脐中，并在消毒后，用无菌棉签蘸药酒塞入子宫颈内口处，2分钟后取出棉签，再进行手术。

处方来源 《中医外冶杂志》2000，9（4）：43

〔附　　记〕人工流产综合征系指在人工流产手术中，受术者出现心动过缓、心律紊乱，血压下降，颜面苍白，大汗淋漓、头晕胸闷等症状。

七、子宫脱垂用药酒

八月札酒

〔处　　方〕八月札50g • 白酒500ml

〔制　　法〕将上药洗净，切碎，稍浸，闷润至透，入布袋，置容器中，加入白酒，密封，浸泡20日后，即成。

〔功能主治〕舒肝理气，健脾和胃，活血止痛，除烦利尿。用于妇女子宫下坠、脱垂、痛经、肝胃气痛、腰痛、胁痛等症。

〔用法用量〕口服：每次服10ml，日服2次。

处方来源 《民间百病良方》

小金樱酒

〔处　　方〕小金樱100g • 白酒500ml

〔制　　法〕将上药捣碎，入布袋，置容器中，加入白酒，浸泡5～7日后，过滤去渣，即成。

〔功能主治〕散瘀活血。用于子宫脱垂、月经不调、妇女血虚干病等。

〔用法用量〕口服：每次服10ml，日服2次。

处方来源 《民间百病良方》

归芪酒Ⅳ

〔处　　方〕当归10g • 黄芪50g • 升麻6g • 白酒300ml

〔制　　法〕将前3味切碎，置容器中，加入白酒，密封，浸泡7～10日后，过滤去渣，即成。

〈功能主治〉益气活血，升提固脱。用于子宫脱垂。
〈用法用量〉口服：每次服15～30ml，日服2次。

处方来源　临床经验方

八、子痫用药酒

白术酒Ⅲ

〈处　　方〉白术45g • 黑豆（炒香）10g • 独活30g • 黄酒1L
〈制　　法〉将前3味捣碎或切薄片，置砂锅内，加入黄酒，煎至减半，去渣，备用。
〈功能主治〉补虚，祛风，止痉。用于妊娠中风、遍身强直、口噤不开、语言不利等。
〈用法用量〉口服：分4次温服，得汗即愈。口噤者，拗口灌之。每日1剂。

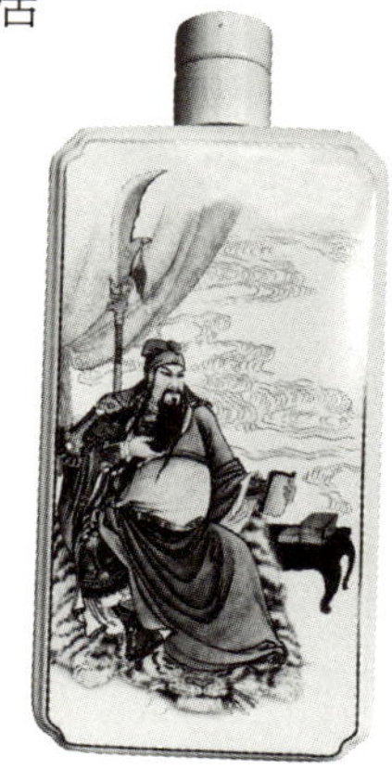

处方来源　宋·《妇人大全良方》

〈附　　记〉一方无黑豆，一方有防风、余同上。

羌活酒Ⅱ

〈处　　方〉羌活45g • 防风30g • 黑豆（炒香）10g • 白酒500ml
〈制　　法〉将前2味捣碎或切薄片，与黑豆一并置容器中，加入白酒，密封，候沸，浸泡1日后，过滤去渣，即成。
〈功能主治〉祛风止痉。用于妊娠中风痉、口噤、四肢强直、反张。
〈用法用量〉口服：取30ml，撬开口，分2次灌服。

处方来源　宋·《太平圣惠方》

育阴酒

〔处　　方〕钩藤9g • 生地9g • 沙参9g • 麦冬9g • 当归9g • 白芍9g • 茯神9g • 生龙骨9g • 阿胶9g • 桑寄生9g • 生龟甲12g • 生牡蛎12g • 生鳖甲12g • 龙齿12g • 羚羊角粉3g（研末冲入）• 黄酒300ml

〔制　　法〕将前14味切薄片，先将生龟甲、生牡蛎、生鳖甲、龙齿加水煎1小时，然后将余药和黄酒加入同煎，取汁400ml，备用。

〔功能主治〕育阴潜阳，镇肝熄风。用于子痫（肝风内动型）。

〔用法用量〕口服：每日1剂，分3次服，各冲入羚羊角粉1g。

处方来源　《临床验方集》

藜芦酒

〔处　　方〕藜芦6g • 60°白酒300ml

〔制　　法〕将上药切碎，置容器中，加入白酒，密封，浸泡6日后，过滤去渣，即成。

〔功能主治〕祛风痰，止痫。用于先兆子痫。

〔用法用量〕口服：每次取酒0.6ml，兑温开水10ml服之，日服2～3次。

注意事项：本品有毒，不得过量。

处方来源　《陕甘宁青中草药选》

九、性交后不适症用药酒

女儿茶酒

〔处　　方〕云三七9g • 女儿茶12g • 小茴香根12g • 大救驾15g • 木通15g • 白酒300ml

〔制　　法〕将上药与白酒一起置入容器中，密封浸泡7日后即可服用。

〔功能主治〕活血祛瘀，利水散寒。用于饭色痨（饭后行房所致），症见面青、消瘦、手足潮热、肚痛、按之有块状。

〔用法用量〕口服：每日早、晚各服15～30ml。

处方来源　《民间秘方治百病》

第十二章 儿科治疗用药酒

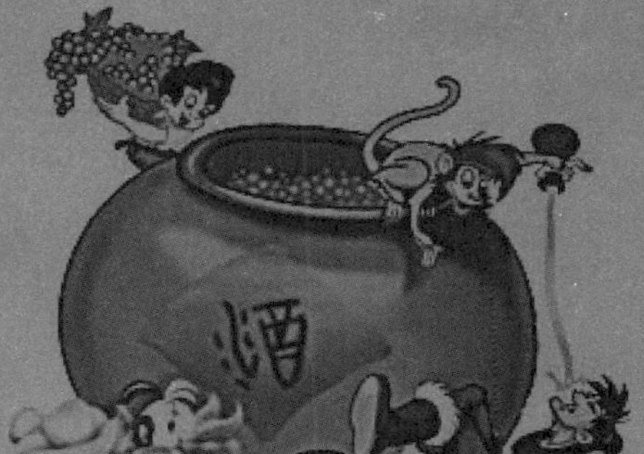

一、百日咳（顿咳）用药酒

牛膝兰草酒

〔处　　方〕土牛膝50g • 鹅不食草50g • 马兰50g • 酒酿汁200ml

〔制　　法〕将上药与酒同煮，加糖适量，取汁备用。

〔功能主治〕清热解毒，利尿。用于百日咳。

〔用法用量〕口服：每日1剂，分3次服完。

处方来源　《药酒汇编》

葱肠酒

〔处　　方〕葱头50g • 猪小肠1节 • 黄酒300ml

〔制　　法〕将猪小肠洗净、切细，与葱头炒香后，加入黄酒和淘米水（米泔）300ml，煮熟取汁备用。

〔功能主治〕补虚润燥，化痰祛痰。用于百日咳，日久不愈、痰稀面白、遗尿气喘等。

〔用法用量〕口服：每日1剂，分数次服。

处方来源　《民间百病良方》

二、虫症用药酒

百部酊Ⅱ

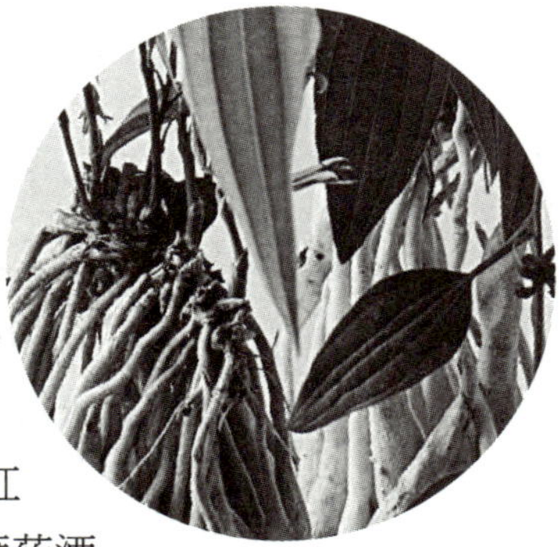

〔处　　方〕百部30g • 55%乙醇150ml

〔制　　法〕将百部切片置容器中，加入乙醇（酒精），密封，浸泡3日后，即可取用。

〔功能主治〕解毒，杀虫，止痒。用于蛲虫。

〔用法用量〕外用：先用温开水将患儿肛门洗净，在临睡前用药棉蘸药酒涂擦肛门及其周围。

处方来源　《百病中医熏洗熨擦疗法》

青梅煮酒Ⅰ

〔处　　方〕青梅30g • 黄酒100ml

〔制　　法〕将青梅和黄酒放入瓷杯中，置有水的蒸锅中加热蒸炖20分钟、去渣、即成。

〔功能主治〕醒胃，杀虫，止痛。用于食欲缺乏、蛔虫性腹痛以及慢性消化不良性泄泻者，均可用之。

〔用法用量〕口服：每次温服10～30ml，1日3次。

处方来源　《百病中医药酒疗法》

三、低热用药酒

三味葱白酒

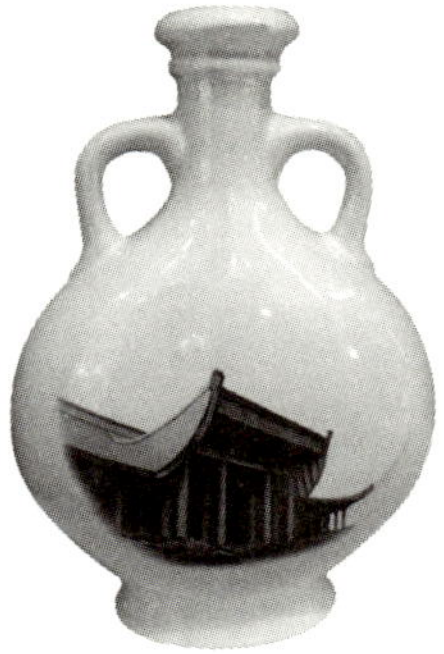

〔处　　方〕吴茱萸15g • 桂枝10g • 葱白（连须）14个 • 白酒适量

〔制　　法〕将前2味共研细末，葱白捣烂，混和，入白酒调和成泥状，制成药酒饼2个，备用。

〔功能主治〕温经，通阳，退热。用于小儿低热（气虚或阳虚型）。

〔用法用量〕外用：取药酒饼敷患儿两足心，外用纱布包扎、固定，6小时取下。不愈，隔4小时再敷。

处方来源　《药酒汇编》

红枣酒

〔处　　方〕红枣250g • 羊脂25g • 黄酒250ml

〔制　　法〕先将红枣用水煮软后倒去水，再加入羊脂和黄酒，煮1～3沸后，倒入罐内密闭贮存7日后，即成。

〔功能主治〕补中益气，养血安神，清热解毒。用于小儿低热（气血两虚型）。

〔用法用量〕口服：每次食枣3～5枚，日服2次，连用7～8日。

处方来源　《民间百病良方》

四、感冒用药酒

吴茱萸酒Ⅲ

〔处　　方〕吴茱萸15g • 明矾15g • 白酒30ml

〔制　　法〕将前2味共研细末，入白酒调和成泥膏状，制成药酒饼2个，备用。

〔功能主治〕散寒，消炎，退热。用于小儿各型感冒。

〔用法用量〕外用：取药酒饼敷患儿两足心或手心，外用纱布包扎固定。

处方来源　《药酒汇编》

明矾酒Ⅱ

〔处　　方〕明矾12g • 面粉少许 • 白酒20ml。

〔制　　法〕将明矾用白酒浸化，然后与面粉拌匀，制一药酒饼，备用。

〔功能主治〕燥湿祛痰，杀虫解毒。用于小儿感冒、风痰壅塞。

〔用法用量〕外用：取药酒饼敷于患者脚心处，每日换药1～2次，连用2～3日。

处方来源　《民间百病良方》

星黄酒

〔处　　方〕生南星15g • 雄黄15g • 米醋30ml

〔制　　法〕将前2味共研细末，入米醋调和均匀，制成2个药酒饼，备用。

〔功能主治〕退热解毒。用于小儿风热感冒及流行性感冒。

〔用法用量〕外用：取药酒饼敷患儿两足心（涌泉穴），外用纱布包扎固定。一般24小时内有退热作用。

处方来源　《百病中医民间疗法》

荸荠酒

〔处　　方〕鲜荸荠10个 • 米酒（酒酿）100ml

〔制　　法〕先将荸荠洗净、去皮、切片，与酒酿一同入锅，加水适量，煮熟即可食用。

〔功能主治〕清热解毒。用于小儿风热感冒、水痘、麻疹等。

〔用法用量〕口服：顿服，日服1～2剂。亦可连渣食用。

处方来源 《民间百病良方》

葱姜酒

〔处　　方〕生姜30g • 葱白30g • 食盐6g • 白酒15ml

〔制　　法〕将前3味捣烂如糊状，入白酒调和均匀，用纱布包好。备用。

〔功能主治〕疏散风寒。用于小儿风寒感冒。

〔用法用量〕外用：取上药酒包涂擦小儿前胸、后背、手心、脚心、腋下、肘窝等处各涂擦1遍后让小儿静卧。

处方来源 《民间百病良方》

五、寄生虫用药酒

土瓜根酒

〔处　　方〕土瓜根12g • 低度白酒100ml

〔制　　法〕上药细剉成片，用酒浸1宿。次日去滓。

〔功能主治〕涌吐驱虫。用于蛊毒。

〔用法用量〕1次服完。

处方来源 宋・《圣济总录》

〔附　　记〕蛊毒：此指人腹中的寄生虫。原文有：“吐下蛊即瘥。”

红藤酒Ⅱ

〔处　　方〕红藤30g • 黄酒120ml

〔制　　法〕红藤片加入黄酒中，煎至60ml为1剂。

〔功能主治〕清利湿热。用于胆道蛔虫病。

〔用法用量〕成人每日服2次，每次1剂，小儿用量酌减。

处方来源 《中华外科杂志》1960，（4）：407

青梅煮酒Ⅱ

〔处　　方〕青梅30g · 黄酒100ml

〔制　　法〕青梅、黄酒同放瓷杯中，再将瓷杯放在有水的蒸锅中加热煎炖20分钟。

〔功能主治〕健脾温脏安蛔。用于食欲不振、蛔虫性腹痛，以及慢性消化不良性泄泻等症。

〔用法用量〕每次温服10～30ml。

处方来源　《药膳食谱集锦》

六、惊风用药酒

二仁酒

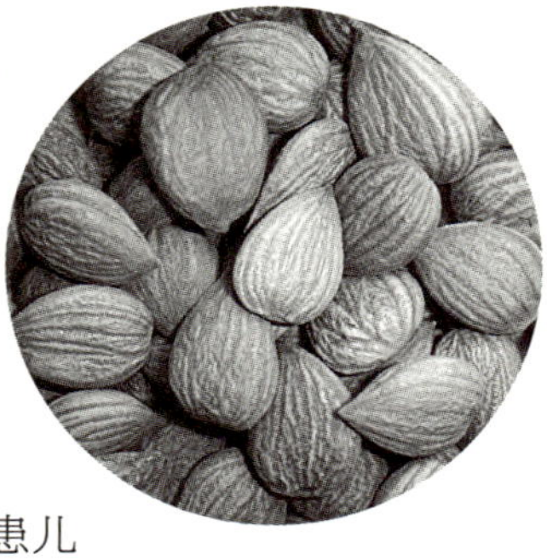

〔处　　方〕杏仁7粒 · 桃仁7粒 · 栀子7枚 · 面粉15g · 白酒适量

〔制　　法〕将前3味共捣烂如泥，入面粉和白酒计和成糊状，备用。

〔功能主治〕清心泻火，下气行瘀，安神熄风。用于急、慢惊风。

〔用法用量〕外用：每取药酒膏适量，涂擦患儿两足心、手心。每日涂擦数次，或外用纱布包扎。

处方来源　《百病中医熏洗熨擦疗法》

清肝熄风酒

〔处　　方〕天竺黄15g · 栀子10g · 蝉蜕6g · 羚羊角粉1支（约0.9g）· 米酒150ml

〔制　　法〕将前3味加水300ml煎至100ml，入米酒，羚羊角粉拌匀，即成。

〔功能主治〕清热化瘀，熄风止痉。用于急惊风。

〔用法用量〕口服：每次服5～10ml，日服3次。

处方来源　临床经验方

七、惊痫用药酒

木防己酒

〔处　　方〕木防己4g • 铅丹16g • 防风16g • 桂心16g • 龙齿16g • 丹砂12g • 甘草（炙）12g • 独活6g • 细辛6g • 当归10g • 干姜10g • 莽草3g • 白酒1L

〔制　　法〕上药切碎，入绢袋中，酒1L浸15天。

〔功能主治〕温阳利水，镇静安神。用于治小儿风痫发作、手足不仁。

〔用法用量〕口服：每次5～10ml，日服3次。

处方来源　明·《普济方》

〔附　　记〕莽草：又名兰草、春草，为木兰科植物狭叶茴香的叶，辛温有毒，功能祛风消肿。风痫：小儿癫病的一种，其性多变的称风痫。

牛黄酒

〔处　　方〕牛黄20g • 钟乳（研）20g • 麻黄（去节）20g • 秦艽20g • 人参10g • 桂心16g • 龙角10g • 白术10g • 甘草10g • 当归10g • 细辛10g • 杏仁10g • 蜀椒8g • 蜣虫良（炙）8g • 酒1L

〔制　　法〕上药切碎，用绢袋盛，酒浸之。

〔功能主治〕潜阳，镇静。用于治少儿惊痫、经年小劳辄发。

〔用法用量〕口服：每次5～10ml，日服3次。

处方来源　明·《普济方》

〔附　　记〕惊痫：①泛指小儿因惊吓而发生的神志异常；可伴有肢体拘急、痉挛、抽搐等症状，即所谓急惊风。②指惊恐诱发的癫痫。③泛指引起的小儿抽搐和神志异常的多类疾病。

独活酒Ⅵ

〔处　　方〕独活12g • 甘草12g • 木防己12g • 干姜15g • 细辛5g • 鸱头10枚 • 桂心60g • 铁精30g • 人参9g • 白酒400ml

〔制　　法〕将前9味捣碎，入布袋，置容器中，加入白酒，密封，浸泡5日后，过滤去渣，即成。

〔功能主治〕补肝肾，止风痫。用于小儿风痫、屡经发动。

〔用法用量〕口服：每次服5ml，日服2次。

处方来源 明·《普济方》

紫石酒

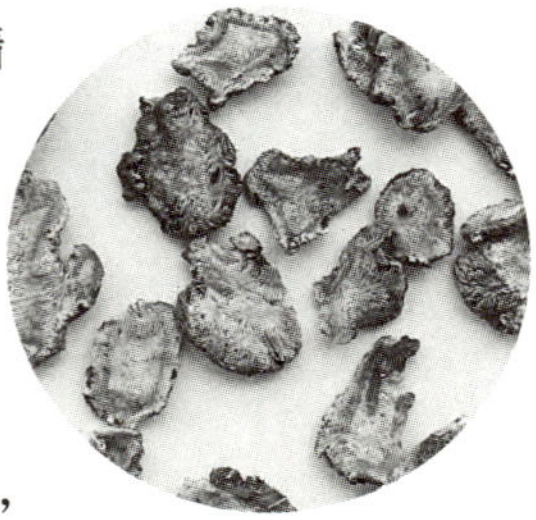

〔处　　方〕紫石英12g • 制附子5g • 铁精8g • 茯神8g • 独活8g • 远志9g • 桂心9g • 炙蜂房3g • 牛黄3g • 干姜5g • 炙甘草5g • 人参5g • 白酒500ml

〔制　　法〕将前12味捣碎，入布袋，置容器中，加入白酒，密封，浸泡5～7日后，过滤去渣，即成。

〔功能主治〕益气壮阳，清心安神。用于小儿风痫发作、言语谬错。

〔用法用量〕口服：每次服5～10ml，日服2次。

处方来源 明·《普济方》

八、麻疹用药酒

牛蒡蝉蜕酒Ⅱ

〔处　　方〕牛蒡根500g • 蝉蜕30g • 黄酒1.5L

〔制　　法〕将牛蒡根切片，与蝉蜕同置容器中，加入黄酒，密封，浸泡5日后，过滤去渣，备用。

〔功能主治〕散风宣肺，清热解毒，利咽散结，透疹。用于咽喉肿痛、咳嗽、喉痒、吐痰不利、麻疹、风疹、疮疖肿痛。

〔用法用量〕口服：每次服10～20ml，日服2次。

注意事项：凡脾胃寒湿腹泻者忌服。

处方来源 《药酒汇编》

地龙酒Ⅱ

〔处　　方〕地龙（去泥洗净）5条 • 乌芋（即荸荠）20g • 米酒适量

〔制　　法〕将前2味拌和，绞取汁，入米酒适量混和煎数沸，去渣候温，备用。

〔功能主治〕凉血解毒，透疹。用于出疹后血热毒盛、黑陷不起。

〔用法用量〕口服：1次顿服。

处方来源　《百病中医药酒疗法》

芫荽酒

〔处　　方〕芫荽120g • 白酒250ml

〔制　　法〕将芫荽入酒内煎5沸，倒入盆内，备用。

〔功能主治〕透发麻疹。用于麻疹见形后、收没太快。

〔用法用量〕外用：药盆上盖上竹席或薄板，并固定药盆，趁热熏洗患处（先熏后洗）。熏时室内必须保持适宜温度。患儿头面露出外，周身用被子包严（连用脸盆），不使外溢。熏至10分钟后，另换热汤熏洗，熏后速用热毛巾将汗水和水气擦干，并注意保暖，免受风寒。

处方来源　《百病中医熏洗熨擦疗法》

〔附　　记〕用时将患儿不时转动坐势，勿固定一处。同时药酒温度要适度，不宜太烫，免伤皮肤。若配用《医宗金鉴》荆防解毒汤加减内服，内外并治，效果尤佳。

柑树叶酒

〔处　　方〕柑树叶30g • 米酒适量

〔制　　法〕将上药炒焦，研末，用米酒调和泥状，备用。

〔功能主治〕平喘。用于麻疹后气喘。

〔用法用量〕外用：取药酒泥敷患儿肚脐上，外用纱布胶布固定。每日换药1次。

处方来源　《民间百病良方》

糯米酒Ⅱ

〔处　　方〕糯米酒100ml

〔制　　法〕将糯米酒隔水炖温，备用。

〔功能主治〕透疹。用于小儿麻疹初起者。

〔用法用量〕口服：趁热温服，服后盖被，汗出疹透。

处方来源　《民间百病良方》

九、其他儿科用药酒

高热神昏外擦药酒方Ⅱ

〔处　　方〕四季葱白30g • 大曲酒250ml

〔制　　法〕先将葱白放在粗瓷大碗中捣烂，次将大曲酒倒入大碗内，点火将酒燃烧，待火苗烧到碗连时，即将火苗吹熄备用。

〔功能主治〕温经，通阳，退热。用于高热神昏。

〔用法用法用量〕外用：医者用手蘸着带有热气葱液，在患者头额、胸背及四肢摩擦，以擦至周身皮肤嫩红为止。

处方来源　《百病中医熏洗熨疗法》

〔附　　记〕本方用于成人患者，效果亦佳。本方通过温经通阳作用使阳气郁遏得解，汗腺得松，使之热毒外泄，从而能收到较好的退热效果。

弄舌当归猪肉酒

〔处　　方〕当归3g • 猪肉（薄切小片）25g • 清酒200ml

〔制　　法〕上药用清酒煮至50ml，去药渣。

〔功能主治〕健脾，祛湿。用于治小儿50日以来，胎寒腹痛、微发热、聚唾沫、弄舌、躽啼上视。

〔用法用量〕口服：每次服3～5ml，令患儿咽下，日3夜1，根据患儿年龄加减。

处方来源　宋·《圣济总录》

〔附　　记〕弄舌：又名吐舌、舒舌，①因热而不断伸舌于外的现象。②即吐弄舌。

常山桂心疟疾酒

〔处　　方〕常山100g • 桂心50g • 甘草25g • 白酒1L

〔制　　法〕前3味切片，用酒煎取700ml，去渣。

〔功能主治〕小儿疟疾。

〔用法用量〕口服：分数次服，致吐，病愈即止。不能自饮者，母含药与之饮。

处方来源　唐·《外台秘要》

二姜呕吐酒

〔处　　方〕干姜50g • 生姜50g • 白酒（或黄酒）500ml

〔制　　法〕将前2味捣碎，置容器中，加入白酒，密封，浸泡7日后，去渣，即成。或加红糖矫味。

〔功能主治〕温中止呕。用于呕吐，无论年龄大小均可用之。

〔用法用量〕口服：每次服5～10ml，日服2次。不能饮酒者（如幼儿等）可取此药酒外擦肚脐、中脘穴，日擦数次。

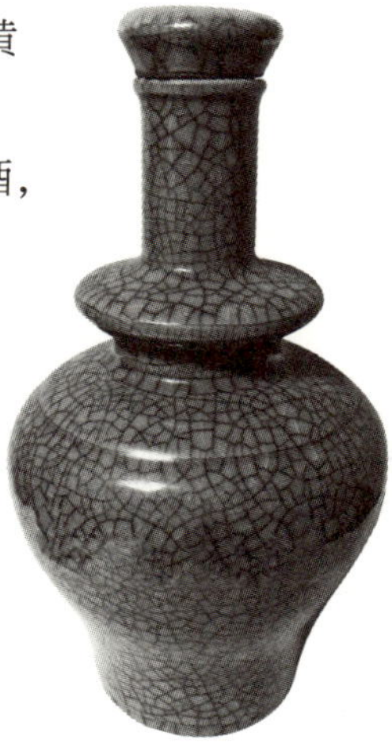

处方来源　临床经验方

姜醋呕吐酒方

〔处　　方〕生姜10g • 面粉30g • 陈醋30ml • 白酒20ml

〔制　　法〕将生姜捣烂后，入面粉、醋和酒，调和成稠糊状，做成药饼2个，备用。

〔功能主治〕温中止呕。用于呕吐、腹部喜暖畏寒者。

〔用法用量〕外用：取药饼敷患儿两足心，外用纱布包扎固定。每日换药1次。

处方来源　《民间百病良方》

七味下肢麻痹症药酒方

〔处　　方〕白芷30g • 当归30g • 赤芍30g • 红花30g • 生地黄30g • 石胡荽30g • 樟脑粉15g • 大曲酒500ml

〔制　　法〕将前7味研为粗末，置有盖瓷缸内，再将大曲酒烫热冲入，密封，每天振摇1次，浸泡10日后，即可使用。

〔功能主治〕活血祛风，温经通络。用于小儿下肢麻痹证（中后期）。

〔用法用量〕外用：每日早、中、晚各以小瓷杯取药酒适量，隔开水烫热，用脱脂药棉蘸药酒揉擦患处，以擦至皮肤微红为度。

处方来源　《百病中医熏洗熨擦疗法》

〔附　　记〕治疗小儿麻痹后遗症，最好配合内治、针灸、按摩等综合疗法，可望提高疗效，以达到根治的目的。

艾韭新生儿硬皮症酒

〔处　　方〕艾叶30g • 韭菜30g • 白酒30ml

〔制　　法〕将前2味捣烂，入白酒调匀成糊状，备用。

〔功能主治〕温经散寒，活血消肿。用于新生儿硬皮症。

〔用法用量〕外用：先用艾条温灸患部，然后取此酒糊涂擦患部。日灸擦2～3次。

处方来源　《民间百病良方》

栀地阴茎包皮水肿酒

〔处　　方〕桅子50g • 黄柏15g • 地肤子15g • 苍术15g • 白酒250ml

〔制　　法〕将前4味中药碾成粗末，浸泡在白酒内，1小时后即可使用。

〔功能主治〕清热解毒，利湿通络。用于主治小儿阴茎包皮水肿。

〔用法用量〕外用：用脱脂棉签，蘸药酒涂抹患处，1日4～5次。

处方来源　《大众中医药》1995，（3）：32

栀子酒

〔处　　方〕黄栀子30g • 白酒30～60ml

〔制　　法〕黄栀子打碎，浸泡在白酒中（以浸过药面为度）半小时可用。

〔功能主治〕凉血，清热，利湿。用于小儿过敏性阴茎包皮水肿。

〔用法用量〕外用：用煮沸消毒过的鸭毛浸制备好的栀子酒涂患处反复多次。

处方来源 《新医学》1974，5（7）：355

外擦痄腮痄腮药酒

〔处　　方〕七叶一枝花（药用根茎）20g • 白酒20g • 食醋20g

〔制　　法〕将上药研成药末，用白酒，食醋各半调和成软膏状，备用。

〔功能主治〕清热解毒，消肿散结，止痛。用于流行性腮腺炎。

〔用法用量〕外用：每取药酒膏涂擦患处，日涂擦数次。

处方来源 《中国当代中医名人志》

第十三章 失眠用药酒

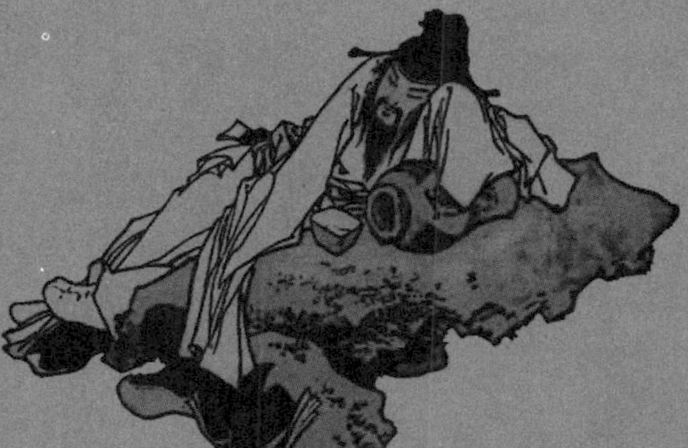

人参三七酒

〔处　　方〕人参2g • 三七6g • 川芎6g • 当归20g • 黄芪20g • 五加皮12g • 白术12g • 甘草4g • 五味子8g • 茯苓8g • 白酒1L

〔制　　法〕将前10味捣碎或切成薄片。置容器中，加入白酒，密封，浸泡15天后，过滤去渣，即成。

〔功能主治〕补益气血，养心安神。用于劳倦过度、久病虚弱、失眠多梦、食欲不振、倦怠乏力等症。

〔用法用量〕口服：每次服20ml，日服2次。

处方来源　《药酒汇编》

人参远志酒

〔处　　方〕人参16g • 当归10g • 远志6g • 桂圆肉8g • 酸枣仁4g • 冰糖20g • 白酒600ml

〔制　　法〕将前5味捣碎或切成薄片，入布袋，置容器中，加入白酒，密封，浸泡14天后，过滤去渣即成。

〔功能主治〕补气血，安心神。用于倦怠乏力、面色不华、食欲不振、惊悸不安、失眠健忘、虚烦头晕等症。

〔用法用量〕口服：每次服10～15ml，日服2次。

处方来源　《药酒汇编》

万寿药酒Ⅱ

〔处　　方〕红枣60g • 当归6g • 川郁金13g • 石菖蒲13g • 五加皮13g • 陈皮13g • 麦门冬13g • 牛膝13g • 红花1.5g • 白酒700ml

〔制　　法〕将前9味切碎，入布袋，置容器中，加入白酒，密封，隔水煮2小时，取出待冷后，埋入地下5天以去火毒。过滤去渣，即成。或将以上各药切片，加入白酒密封浸泡7天即可。

〔功能主治〕补脾胃，益气血，安心神。用于体质虚弱、劳倦过度、形体消瘦、健忘失眠、食欲不振等症。

〔用法用量〕口服：每次服20ml，日服2次。

处方来源　《药酒汇编》

山药茱萸酒

〔处　　方〕怀山药100g • 山茱萸30g • 五味子10g • 人参10g • 白酒1L

〔制　　法〕将前4味捣碎或切成薄片，置容器中，加入白酒，密封，浸泡15日后，过滤去渣，即成。

〔功能主治〕益精髓，健脾胃。用于体质虚弱、头晕目眩、心悸怔忡、失眠多梦、遗精、早泄、盗汗等症。

〔用法用量〕口服：每次服15～20ml，日服2次。

处方来源　《药酒汇编》

地黄酒V

〔处　　方〕熟地黄240g • 枸杞子120g • 何首乌120g • 薏苡仁120g • 当归90g • 白檀香9g（或沉香末3g）• 龙眼肉90g • 白酒10L

〔制　　法〕将前7味捣碎或切成薄片，入布袋，置容器中，加入白酒，密封浸泡10天后，过滤去渣，即成。

〔功能主治〕滋阴养血，理气安神。用于失眠症。其表现是经常性的睡眠困难，该入睡时难以入睡，或睡中易醒，醒后无清晰感、精神不振，有的甚至通宵不能入睡。

〔用法用量〕口服：每晚临睡前温服30ml，不宜多饮。

处方来源　清 •《惠直堂经验方》

百益长寿酒

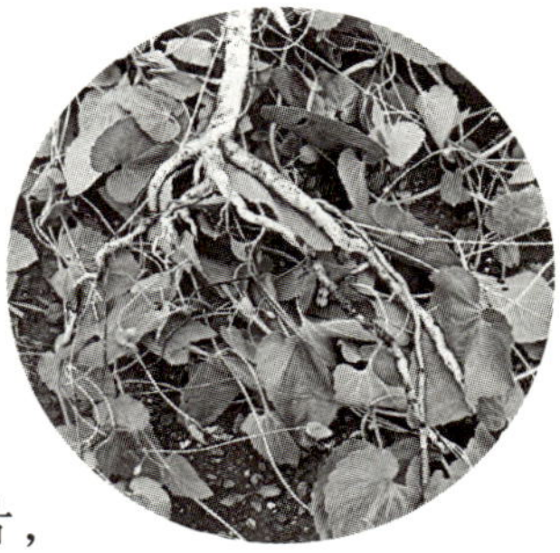

〔处　　方〕党参9g • 生地9g • 茯苓9g • 白芍6g • 白术6g • 红曲6g • 当归6g • 川芎3g • 木樨花25g • 桂圆肉12g • 冰糖75g • 白酒1L

〔制　　法〕将前10味研成粗末或切成薄片，入布袋，置容器中，加入白酒，密封，浸泡6天后，过滤去渣，加入冰糖，溶解后，即可取用。

〔功能主治〕益气健脾，补血养心。用于心脾两虚、气血不足之乏力少气、食少脘满、失眠、面色不华、气虚血弱等症。

〔用法用量〕口服：每次服15～30ml，日服3次，或不拘时，随量饮用。

处方来源 《药酒汇编》

壮身酒

〔处　　方〕黄精50g • 何首乌25g • 枸杞子25g • 酸枣仁25g • 白酒1L

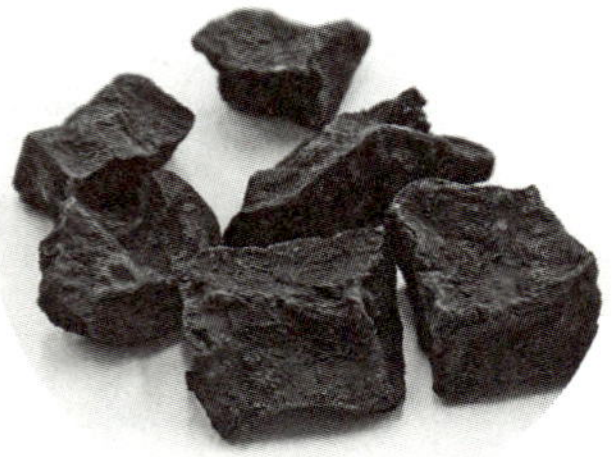

〔制　　法〕将前4味切成薄片，置容器中，加入白酒，密封，浸泡60天后，过滤去渣，即成。

〔功能主治〕补肝肾，健脾胃，养阴血，理虚损。用于头晕失眠、食欲不振、腰膝酸痛、体衰乏力等症。

〔用法用量〕口服：每次服25ml，日服2次。

处方来源 《药酒汇编》

补心酒Ⅲ

〔处　　方〕麦冬30g • 生地20g • 柏子仁15g • 桂圆肉15g • 当归15g • 白茯苓15g • 白酒1L

〔制　　法〕将前6味切碎，入布袋，置容器中，加入白酒，密封，浸泡7天后，过滤去渣，即成。

〔功能主治〕滋阴安神。用于心悸失眠、精神疲倦等症。

〔用法用量〕口服：每次服10～15ml，日服2次。

处方来源 《药酒汇编》

鸡睾桂圆酒

〔处　　方〕鸡睾丸2副 • 桂圆肉100g • 白酒500ml

〔制　　法〕先将鸡睾丸蒸热后剖开，晾干。与桂圆肉同置容器中，加入白酒，密封，浸泡90天后，过滤去渣，即成。残渣另食用。

〔功能主治〕温补肾阳，养心安神。用于阳虚畏寒、腰膝酸软、肢体冷痛、失眠等症。

〔用法用量〕口服：每次服10～15ml，日服2次。

处方来源　《民间百病良方》

枸杞药酒Ⅰ

〔处　　方〕枸杞子250g • 熟地黄50g • 黄精（蒸）50g • 百合25g • 制远志25g • 白酒5L • 白糖500g

〔制　　法〕将前5味研成粗末或切成薄片，入布袋，置容器中，加入白酒，加盖隔水蒸至沸腾，倾入缸中，密封，浸泡30～40天后，每日搅拌1次。至时取出药袋．再将布袋压榨取汁入缸，加入白糖，搅拌，静置数日，过滤去渣，即成。

〔功能主治〕滋肾益肝。用于肝肾不足、失眠、虚劳羸瘦、腰膝酸软等症。

〔用法用量〕口服：每次服10～15ml，日服2次。

处方来源　《药酒汇编》

〔附　　记〕又方取枸杞子120g，白酒1L，密封浸泡7～15天后即成。用治肝肾精亏所致的失眠多梦、眩晕、腰膝酸软、舌红少津及目疾、迎风流泪、遗精、早衰等症。余同上。效佳。

养心安神酒

〔处　　方〕枸杞子45g • 酸枣仁30g • 五味子25g • 香橼20g • 制何首乌18g • 红枣15枚 • 白酒1L

〔制　　法〕将前6味粗碎，入布袋，置容器中，加入白酒，密封，浸泡7天后。过滤去渣，即成。

〔功能主治〕养心和血，养肝安神。用于失眠多梦、头晕目眩。

〔用法用量〕口服：每晚临睡前服20～30ml。

处方来源　《药酒汇编》

养血安神酒

〔处　　方〕丹参50g • 酸枣仁50g • 五味子30g • 白酒1L

〔制　　法〕将前3味捣碎或切成薄片，置容器中，加入白酒，密封，浸泡7天后，过滤去渣，即成。

〔功能主治〕养血安神。用于失眠、多梦、心悸等症。

〔用法用量〕口服：每次服10～20ml，日服2次。

处方来源　临床经验方

养神酒Ⅱ

〔处　　方〕桂圆肉120g • 熟地黄45g • 枸杞子30g • 白茯苓30g • 怀山药30g • 莲子肉30g • 当归身30g • 五味子15g • 酸枣仁15g • 薏苡仁15g • 续断15g • 麦冬15g • 木香8g • 大茴香8g • 丁香8g • 白酒5L

〔制　　法〕将前15味研细末或切片，同入布袋，置容器中，加入白酒，密封，隔水加热至药材浸透，取出，浸泡7天后，过滤去渣，即成。

〔功能主治〕补益心脾。用于心悸失眠、神志不安、气怯血弱等。

〔用法用量〕口服：每次服15～20ml，日服2次。

处方来源　《药酒汇编》

桑椹桂圆酒

〔处　　方〕桑椹20g • 桂圆肉20g • 莲子肉15g • 白酒500ml

〔制　　法〕将上药置容器中，加入白酒，密封，浸泡7天后即可取用。

〔功能主治〕滋阴养血安神。用于心悸失眠、体弱少力、耳聋目眩等症。

〔用法用量〕口服：每次服20ml，日服3次。

注意事项：凡大便稀塘者忌服。

处方来源　临床经验方

菊花首乌酒

〔处　　方〕甘菊花200g • 制何首乌100g • 当归50g • 枸杞子50g • 大米300g • 酒曲12g

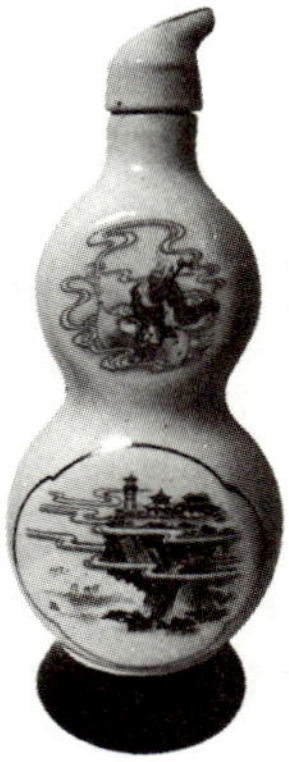

〔制　　法〕将前4味药置入锅中，加足量水煎汁，用纱布过滤取汁待用。再将大米煮半熟沥干，和药汁混匀蒸熟，再拌酒曲适量，装入瓷缸中，四周用棉花或稻壳保温发酵，直到发出甜味，酒熟去渣，取用。或将前四味药切片加入10倍量白酒密封浸泡7天即可。

〔功能主治〕养肝肾，益精血，抗早衰。用于肝肾不足所致的头晕失眠、目视眼花、须发早白、腰膝酸软等症。

〔用法用量〕口服：每次20ml，每日早、晚饭时服用。

处方来源　《大众药膳》

第十四章

醒酒方

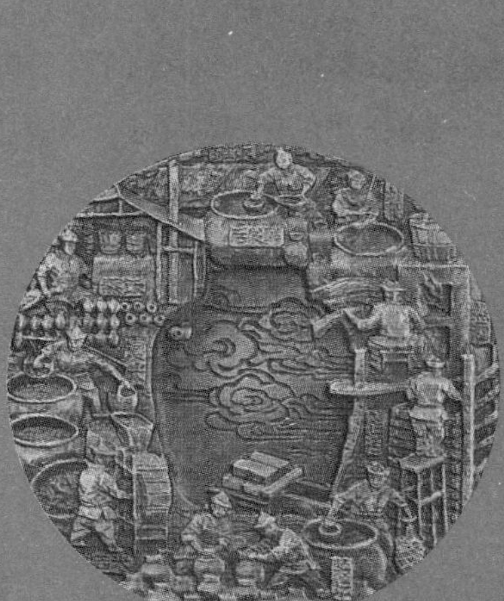

人参汤

〔处　　方〕人参50g • 芍药25g • 枳实（去瓤，麸炒）25g • 茯神（去木）25g • 生地（洗）25g • 甘草（炙）25g • 葛根25g • 酸枣仁25g

〔制　　法〕上药切如麻豆大，每次9g；以水一盏，煎至70ml。

〔功能主治〕解酒毒。专治饮酒过多、大热烦躁、言语错谬，及治房劳。

〔用法用量〕口服：不拘时候，去滓温服，每服三钱。

处方来源　宋·《三因极一病证方论》

人参饮

〔处　　方〕人参50g • 芍药50g • 瓜蒌根50g • 枳实50g • 知母50g • 甘草25g • 生地黄200g • 酸枣仁125g • 茯神75g • 白薇50g

〔制　　法〕上药切成片，以水1.5L，煮取500ml，分三服，一方茯神作茯苓。

〔功能主治〕解酒毒。专治饮酒、房劳阴虚受热、积日不食。四月中热饮酒不已，酒入百脉，心气虚，令人错谬失常。

〔用法用量〕口服：分3次饮服。

处方来源　唐·《千金要方》

千钟酒

〔处　　方〕枳椇子（研为膏）50g • 白附子末25g • 砂仁25g • 白姜炮（为细末）25g

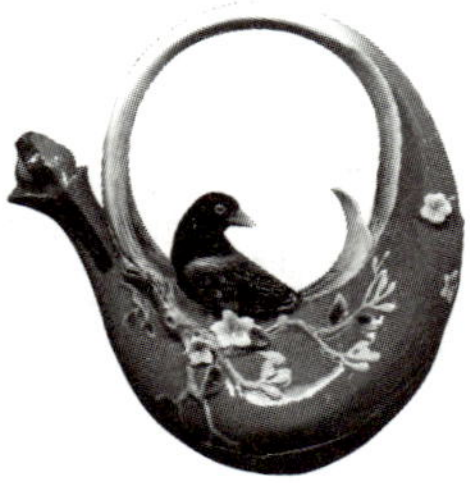

〔制　　法〕枳椇子、白附子研和作饼，悬于风处，阴干作曲。与砂仁、白姜稀糊面糊为丸，如梧桐子大。

〔功能主治〕解酒毒。专治饮酒过多。

〔用法用量〕口服：每服30丸，热盐汤下，少顷便苏醒。

处方来源　宋·《魏氏家藏方》

六和汤

〔处　　方〕人参10g • 赤茯苓10g • 厚朴10g • 白扁豆10g • 木瓜10g • 半夏10g • 白术10g • 藿香10g • 砂仁10g • 杏仁10g • 甘草10g • 香薷10g

〔制　　法〕上药切片，每服9g，用生姜3片、枣子1枚水煎。

〔功能主治〕补气，醒脾，和胃。用于治饮酒烦渴。

〔用法用量〕口服：1次服用。

处方来源　宋·《太平惠民和剂局方》

天南星丸

〔处　　方〕南星（端正者）500g

〔制　　法〕于平地上，掘一窟，阔五寸，深一尺五寸，仍略持窟中，次用刚灰于窟内簇起，烧过大半，除火去灰令净，以煮酒一斗浇之，将南星放其中，复以瓦盆，用元土泥封固盆缝，勿令吐气，一宿早取出，用酒水各二升和洗，切作片，焙干碾末，入飞过辰砂一两，姜汁糊为丸。桐子大，又以朱砂为衣。

〔功能主治〕去痰，去酒积，化酒毒。用于饮酒过多。

〔用法用量〕口服：每次服50～100丸，生姜汤下，不拘时。

处方来源　明·《普济方》

木香分气丸

〔处　　方〕制附子500g • 三棱200g • 广木香200g • 丁香皮200g • 甘松200g • 檀香200g • 甘草500g • 豆粉（炒黄色）500g • 姜黄（研）300g • 砂仁200g

〔制　　法〕上为细末，砂仁200g，杵碎取仁作母，水为丸，如鸡头大。

〔功能主治〕行气，活血，解酒毒。用于治酒食后，胸满气痞，宜常服之。

〔用法用量〕口服：每服三五丸细嚼，酒水任下，无时加服。

处方来源　德生堂验方

五豆汤

〔处　　方〕黑豆50g • 黄豆50g • 绿豆50g • 青豆50g • 赤小豆50g • 干葛50g • 甘草50g • 贯众50g

〔制　　法〕上用水3L，腊八日用大锅，熬至豆熟为度，滤去豆汁顿冷，以大磁器盛之，用苦叶纸重封，春夏月开用。

〔功能主治〕专解酒毒，止烦渴。能发小儿痘疹不出，并解发渴之症，后成疮痍者。

〔用法用量〕口服：酒后可随意饮；小儿痘疹不出，饮即发，见此药水浸服之。

处方来源　德生堂

五灵脂丸

〔处　　方〕五灵脂（为末）50g • 麝香（研）10g

〔制　　法〕上研匀，泛丸如小豆大。

〔功能主治〕醒酒。用于饮酒过多。

〔用法用量〕口服：每服10丸，数饮下，不拘时。

处方来源　明·《普济方》

石膏汤

〔处　　方〕石膏12g • 葛根（剉）40g • 生姜（细切）40g

〔制　　法〕上剉如麻豆大，每服10g，以水二盏，煎至一盏。

〔功能主治〕清解胃热，养阴，解酒毒。用于治饮酒过多、大醉不醒。

〔用法用量〕口服：去滓温服，不拘时候。

处方来源　明·《普济方》

四黄丸

〔处　　方〕黄连100g • 大黄100g • 山栀100g • 黄芩100g

〔制　　法〕上药为末，炼蜜为丸。

〔功能主治〕清肺热，解酒毒。用于治酒毒肺热咳红。

〔用法用量〕口服：冷含。

处方来源　明·《普济方》

加味败毒散

〔处　　方〕人参败毒散1帖 • 斑蝥1个 • 枇杷叶10片

〔制　　法〕上后2味同炒黄色，去斑蝥，将枇杷叶入败毒散，水1碗，煎至7分。

〔功能主治〕益气，健脾。用于专治饮酒过度、面黑肚饱。

〔用法用量〕口服：临睡服用。

处方来源　宋 ·《海上方》

百杯丸

〔处　　方〕沉香（细切）25g • 红豆25g • 甘葛25g • 陈皮（去白）25g • 甘草（炙）25g • 丁香30 • 砂仁75g • 白豆蔻100g • 干生姜（捣碎）50g

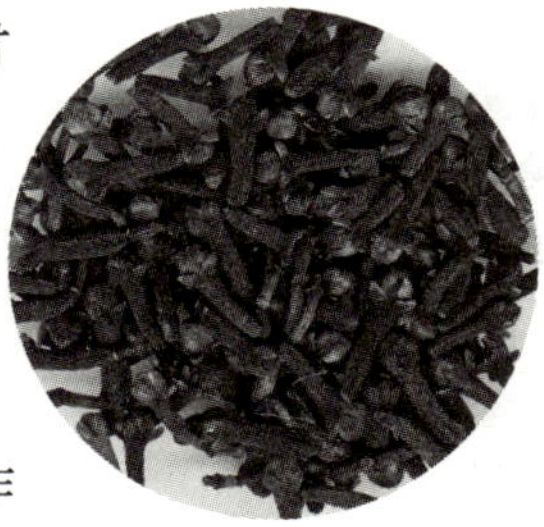

〔制　　法〕上9味为末，炼蜜和成剂，每两作20丸。

〔功能主治〕芳香化湿，醒脾。用于专治酒气不散、胸膈滞闷、呕吐酸水、心腹疼痛。

〔用法用量〕口服：每次服1丸，生姜汤送下，不拘时候。

处方来源　明 ·《御院药方》

百杯散

〔处　　方〕甘遂50g • 橘皮50g • 葛根花（净）50g

〔制　　法〕将以上各药，粉碎成细末。

〔功能主治〕醒脾化湿，利尿，解酒毒。用于治停酒、胸膈痞闷、饮食不快，凡一切酒病，并宜服之。

〔用法用量〕口服：每服3g，用温酒临卧调服，至夜利下，酒病方愈，未愈再服。

注意事项：忌食甘草药物一二日。

处方来源　明 ·《普济方》

全真丸

〔处　　方〕黑牵牛头末40g • 大黄6g • 南木香6g • 陈皮6g • 甘草6g • 皂角（净去皮弦，用文武火炙黄色）12g

〔制　　法〕上为细末，用米醋打糊为丸，如桐子大，每丸约0.03g。

〔功能主治〕宽胸理气，健脾活血。用于治男妇酒食过伤、胸膈痞闷。

〔用法用量〕口服：每服30～50丸，食后温汤送下，日进三服。

处方来源　明·《普济方》

沉檀快膈丸

〔处　　方〕香附子500g • 陈皮250g • 甘草500g • 桂枝200g • 甘松200g • 莪术200g • 益智仁200g • 檀香200g • 丁香200g • 藿香20g • 姜黄20g • 沉香50g • 山果子200g

〔制　　法〕上为末，将砂仁杵碎，取仁作母，炒豆粉700g。黄色，和匀加前药末为丸，如桐子大，约1g。

〔功能主治〕温化湿邪。专治酒食所伤，胸膈痞闷、气逆吐痰、口吐酸水。

〔用法用量〕口服：每次5g，细嚼以酒送下，不拘时候，加数丸亦可。

处方来源　明·《普济方》卷二五三引《德生堂方》

沉檀聚香饼子

〔处　　方〕制香附250g • 丁香100g • 檀香200g • 三棱100g • 白茯苓150g • 甘松100g • 沉香50g • 白蔻仁100g • 砂仁100g • 甘草250g • 木香75g • 葛花150g • 干葛200g • 麝香10g • 南硼砂50g

〔制　　法〕将以上各药粉碎成末，熬甘草膏子，炒飞罗面，与药末和成剂，捏作小小饼儿。

〔功能主治〕健脾和胃，化湿。用于消化宿酒、辟口气、助脾胃、和饮食。

〔用法用量〕口服：小饼儿含化。

处方来源　明·《普济方》卷二五三引《德生堂方》

诃黎勒散

〔处　　方〕诃黎勒皮12g • 草豆蔻（去皮）6g • 人参6g • 桔梗6g • 干木瓜6g • 桂心6g • 甘草（炙，微赤）6g • 木香（研）3g

〔制　　法〕上药捣为散，每服9g，以水一盅，入生姜半分，煎至八分。

〔功能主治〕益气健脾，行气化痰。用于饮酒后痰滞、心膈不利、腹胁胀满。

〔用法用量〕口服：去滓温服，细呷之。

处方来源　宋·《太平圣惠方》

芦根汤

〔处　　方〕芦根15g • 地榆15g • 五加皮15g

〔制　　法〕上切成片，以水500ml，煎取100ml。

〔功能主治〕清利湿热，生津，解酒毒。用于饮酒过多。

〔用法用量〕口服：服之即解。

处方来源　唐·《千金翼方》

〔附　　记〕若已服药，仍不退者，及小触动，服葱豉等汤不解者，可服之。

豆蔻丸

〔处　　方〕草豆蔻（去皮）3g • 丁香25g • 赤小豆25g • 人参25g • 木香25g • 高良姜25g • 槟榔25g • 陈皮（泡去白，焙）25g

〔制　　法〕将以上各药粉碎，每服9g，以水一盏，加入生姜6g，煎7分。

〔功能主治〕健脾和胃，行气化湿。用于饮酒太过、心闷腹满、吐逆喘急。

〔用法用量〕口服：去滓温服不拘时。

处方来源　宋·《太平圣惠方》

谷神丸

〔处　　方〕木香25g • 砂仁100g • 檀香50g • 甘松50g • 白豆蔻100g • 姜黄（片子者）25g • 甘草50g

〔制　　法〕上为细末，用甘草汁为丸，每丸约1g。

〔功能主治〕醒酒，健脾，行气。用于治酒食后、胸膈痞闷。

〔用法用量〕口服：每次6g，细嚼药丸、熟水送下，适量。

处方来源　明·《普济方》

治饮酒中毒方

〔处　　方〕干桑椹200g • 酒1L

〔制　　法〕用干桑椹，以酒，浸一时后，即可。

〔功能主治〕治饮酒中毒。

〔用法用量〕口服：取酒渐饮之即解。

处方来源　宋·《圣济总录》

治饮酒中毒不醒方

〔处　　方〕大豆200ml

〔制　　法〕大豆以水500ml，煮取200ml，盛而备用。

〔功能主治〕驱吐，解毒。用于治饮酒中毒、不醒，服后立吐，即愈。

〔用法用量〕口服：去滓，每服50ml，不拘时候温服。

处方来源　宋·《圣济总录》

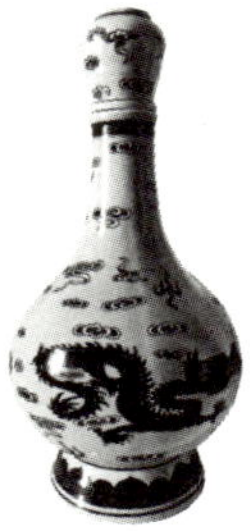

治酒醉醒方

〔处　　方〕菘菜子30g

〔制　　法〕用菘菜子不拘多少，每研30g。

〔功能主治〕解酒毒。用于治酒醉不醒。

〔用法用量〕口服：以井华水一盏调服。

处方来源　宋·《圣济总录》

济生百杯丸

〔处　　方〕橘皮（去白）40g • 木香10g • 广木香（炮）10g • 干姜40g • 白丁香20g • 甘草6g • 茴香10g • 京三棱（炮）10g • 砂仁20g • 白豆蔻28g • 生姜（去皮切作片子，盐二两淹一夜，焙干）12g

〔制　　法〕上药为细末，炼蜜为丸，朱砂为衣，每丸约0.5g。

〔功能主治〕温化寒湿，健脾。专治酒停腹中、膈气痞满、面色黑黄、将成癖病、饮食不进、日渐羸瘦，如饮酒先服此药，百杯不醉，亦无诸痰。

〔用法用量〕口服：随时细嚼药丸，生姜汤下。

处方来源　元·《济生拔萃》

草豆蔻散

〔处　　方〕草豆蔻（去芦）20g • 高良姜（剉）9g • 人参100g • 白茯苓50g • 青皮（去白，炒）9g

〔制　　法〕上捣为散。每服9g，以水一中盏，入生姜十分，煎六分。

〔功能主治〕醒脾化湿，行气健脾。用于饮酒过度、呕逆不止、心腹胀满。

〔用法用量〕口服：去滓，点少量盐，搅匀服之。

处方来源　宋·《太平圣惠方》

柑皮煎散

〔处　　方〕柑子皮100g

〔制　　法〕洗净焙干，捣罗为散，每服9g，以水一盏，煎三五沸或入盐少许，沸汤点。

〔功能主治〕健脾，行气，燥湿。用于治酒毒、昏闷烦渴、或醉不醒。

〔用法用量〕口服：1次饮尽，未效再服。

处方来源　明·《普济方》

枳术黄连丸

〔处　　方〕枳实100g • 半夏100g • 白术100g • 白茯苓100g • 黄皮100g • 黄连100g • 南星100g • 陈皮100g • 青皮100g • 黄芩100g • 大黄100g

〔制　　法〕上各等分为末，糊为丸、桐子大约0.03g。

〔功能主治〕治酒太过、眼热、口疮、去痰。

〔用法用量〕口服：每服60～70丸，临睡温水送下。

处方来源 明·《普济方》

酒头痛方

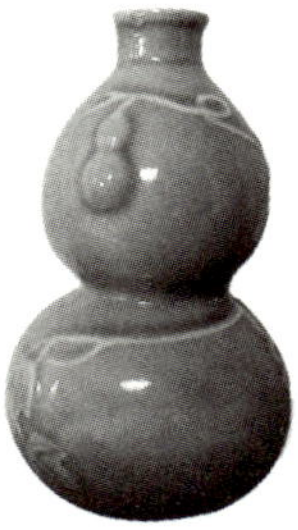

〔处　　方〕竹茹50g • 鸡子清3枚

〔制　　法〕竹茹以水800ml，煮取500ml去滓令冷。内破鸡子清5枚，搅匀，更煮二沸。

〔功能主治〕解毒，止头痛。用于治饮酒后头痛。

〔用法用量〕口服：饮尽200ml，瘥。

处方来源 明·《普济方》

酒仙胶囊

〔处　　方〕雄黄10g • 全蝎10g • 白豆蔻10g • 丁香10g • 麦芽10g • 薏苡仁10g • 莱菔子10g

〔制　　法〕上药研为极细末，装胶囊，每粒胶囊内含药末0.3g。

〔功能主治〕温中解毒，燥湿化痰，通窍醒神。主治急、慢性酒精中毒。

〔用法用量〕口服：治疗急性中毒时，每服2、3粒，症状严重者每2小时服1粒。若治疗慢性酒精中毒性疾病，则每日2次，每次2粒，20日为1疗程。

处方来源 《湖南中医学院学报》1991，11（2）：27

酒热方

〔处　　方〕鸡子7枚

〔制　　法〕取鸡子7枚，苦酒渍之器中，密封，纳井底一宿，当饮。

〔功能主治〕清热，解毒，利湿。用于治饮酒积热，遂发黄。

〔用法用量〕口服：取吞2、3枚，渐至尽验。

处方来源 晋·《肘后方》

酒醉中毒方

〔处　　方〕生葛根30g • 葛藤（干葛、干蒲亦佳）30g

〔制　　法〕捣生葛根及葛藤，和绞汁。

〔功能主治〕解酒。用于大量饮酒。

〔用法用量〕口服：适量饮之。

处方来源　宋·《太平圣惠方》

高良姜散

〔处　　方〕高良姜（剉）40g • 人参（去芦）15g • 草豆蔻（去皮）6g • 白术20g • 沉香6g • 干紫苏20g • 陈皮（汤浸去白瓤，焙）20g

〔制　　法〕上捣为散。每服10g，以水一中盏，煎至六分。

〔功能主治〕健脾，行气，燥湿。用于专治饮酒后脾虚、心胸腹胀满、不能消化、头疼心闷。

〔用法用量〕口服：去滓，不拘时温服。

处方来源　宋·《太平圣惠方》

益智仁散

〔处　　方〕益智仁（去皮）10g • 砂仁（去沙）10g • 白茅根5g • 草豆蔻（去皮）5g • 丁香10g • 干木瓜10g • 陈皮（汤浸去白，焙）12g

〔制　　法〕上药捣为粗散，每服6g，水一盏，入生姜半分，煎六分。

〔功能主治〕专治饮酒过多、肚腹胀满、不消、心下痞急烦闷。

〔用法用量〕口服：去滓，微温呷之。

处方来源　宋·《太平圣惠方》

瓜蒌汤

〔处　　方〕瓜蒌根40g • 麦门冬（去心，焙）12g • 葛根25g • 桑根白皮（细切）40g

〔制　　法〕上药粗捣筛，每服9g，以水一盏煎至七分。

〔功能主治〕养阴，生津，解酒毒。用于治饮酒发渴、又欲饮酒。

〔用法用量〕口服：去滓温服之，不拘时候。

处方来源 明·《普济方》

麻仁丸

〔处　　方〕火麻仁250g • 黄芩100g

〔制　　法〕上为末，蜜如丸。

〔功能主治〕清热解毒，消肿利咽。用于治连日饮酒、咽喉烂、舌生疮。

〔用法用量〕口服：含之。

处方来源 明·《普济方》

〔附　　记〕《肘后方》作黄柏代替黄芩。

葛花丸

〔处　　方〕葛花6g • 砂仁6g • 木香12g • 沉香3g • 豆蔻3g • 毕澄茄3g • 陈皮（去皮）12g • 乌梅15g • 半夏（汤泡7次，汁浸煮晒干，切作片，另用姜炒干用）10g • 山果6g • 茯苓3g • 枳实（去瓤，麸炒）12g • 葛粉末6g • 甘草（炙）3g

〔制　　法〕上药为末，炼蜜为丸，如龙眼大。

〔功能主治〕醒酒，解毒，消痰。用于治饮酒太过、心神烦乱、胸膈痞塞、饮食减少、小便不利。

〔用法用量〕口服：每次服1丸，含化。

处方来源 明·《普济方》

葛花解醒汤

〔处　　方〕白豆蔻仁25g • 缩砂仁25g • 葛花25g • 木香8g • 白术20g • 橘皮（去白）12g • 青皮（去瓤）10g • 干姜6g • 白茯苓15g • 泽泻6g • 猪苓（去皮）12g • 神曲（炒）6g • 人参15g

〔制　　法〕上为极细末秤匀。

〔功能主治〕醒脾，化湿，利尿，解酒毒。用于治饮酒太过、呕吐痰逆、心神烦乱、胸膈痞塞、手足战摇、饮食减少、小便不利。

〔用法用量〕口服：每次服药末6g，以白汤调下，但得微汗，酒病去矣，此盖不得已而用，盖药味辛辣，对酒服之，不损元气，敌酒故耳，不可顿服，恐损天年。

处方来源 元·《济生拔粹》

橙香饼

〔处　　方〕橙皮50g • 白豆蔻50g • 木香25g • 橘红25g • 白檀25g • 甘松25g • 毕澄茄150g • 沉香150g • 龙脑3g • 姜黄（研）200g

〔制　　法〕上药为细末，用甘草膏，和作饼子。

〔功能主治〕温脾益胃，降气宽中，生津液，止烦渴，消痰。用于治中酒不散。

〔用法用量〕口服：每次服二三饼细嚼，用白汤下。

处方来源 明·《御药院方》

橘皮汤

〔处　　方〕陈皮（去白，汤浸炒）12g • 葛根（剉）12g • 甘草（炙，剉）12g • 石膏（打碎）12g

〔制　　法〕上粗捣筛，每服9g，以水一盏，煎至七分。

〔功能主治〕温中解毒，燥湿化痰。用于治饮酒过度、酒毒积在肠胃，或呕吐、不食汤水。

〔用法用量〕口服：去滓温服，不拘时服之。

处方来源 明·《普济方》

醒酒方

〔处　　方〕茅根30g • 大黄10g • 葛根30g • 鲜竹沥2、3支

〔制　　法〕加水1L，煎煮1小时，滤过。

〔功能主治〕清利解毒，解肌生津。主治急性酒精中毒症。

〔用法用量〕口服：1日1剂，分2次煎服。加减：毒闭心包加清开灵40ml静滴，气阴两亏型加参麦针。

处方来源　《中国中医急症》1996，5（4）：169

藿香正气散

〔处　　方〕半夏12g • 藿香12g • 苏叶12g • 白术15g • 茯苓15g • 大腹皮15g • 生甘草6g • 白芷6g • 生姜3片 • 大枣10g • 砂仁10g • 厚朴10g • 桔梗10g • 木香10g • 葛根30g

〔制　　法〕上药为1剂的量，水煎成半小碗后温服。

〔功能主治〕醒酒，健脾，解酒毒。专治急性酒精中毒所致呕吐恶心、腹痛、酒臭味等症。

〔用法用量〕口服：1日1～2剂。

处方来源　《四川中医》1993，（3）：29

〔附　　记〕若见抽搐昏迷，饮酒量超过400ml时（55°白酒），则需先用清水4L洗胃，继服上方去白术、木香，加钩藤20g、珍珠母30g、石菖蒲15g、天麻10g（2方）。

麝香丸

〔处　　方〕麝香适量 • 当门子适量

〔制　　法〕上药研细，以好酒濡之为丸，如绿豆大。

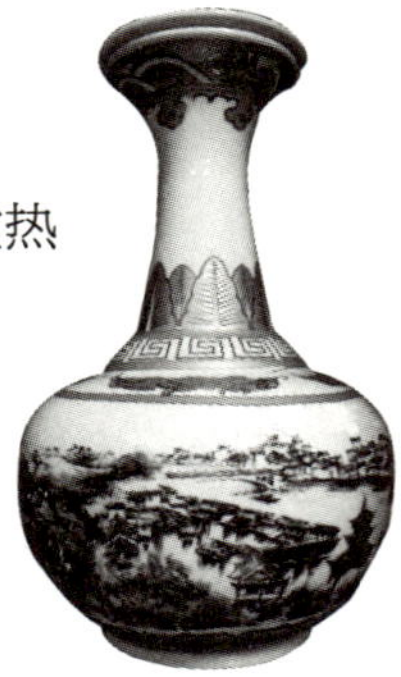

〔功能主治〕解酒毒。用于治饮酒稍多、及伤瓜果、虚热在脾、饮水无度、状似消渴。大抵消中之疾，往往脾气既衰，元气耗散，土不制水，故水益不收冷，脾有热而元气不衰者，非消渴也，此药主之。

〔用法用量〕口服：每服10丸，煎枳椇子汤送下，明日再服，以不渴为度，枳椇子，亦谓之懒汉，小儿喜食之，食前服。

处方来源　明・《普济方》